DESEMBARCANDO A TRISTEZA

L&PM POCKET SAÚDE

Editor da série: Dr. Fernando Lucchese

Boa viagem! – Dr. Fernando Lucchese
Comer bem, sem culpa – Dr. Fernando Lucchese, José Antonio Pinheiro Machado e Iotti
Desembarcando a hipertensão – Dr. Fernando Lucchese
Desembarcando a tristeza – Dr. Fernando Lucchese
Desembarcando o Alzheimer – Dra. Ana Hartmann e Dr. Fernando Lucchese
Desembarcando o colesterol – Dr. Fernando Lucchese e Fernanda Lucchese
Desembarcando o diabetes – Dr. Fernando Lucchese
Desembarcando o sedentarismo – Dr. Fernando Lucchese e Cláudio Nogueira de Castro
Dieta mediterrânea com sabor brasileiro – Dr. Fernando Lucchese e José Antonio Pinheiro Machado
Fatos & mitos sobre sua alimentação – Dr. Fernando Lucchese
Fatos & mitos sobre sua saúde – Dr. Fernando Lucchese e Iotti
Filhos sadios, pais felizes – Dr. Ronald Pagnoncelli
Mais fatos & mitos sobre sua saúde – Dr. Fernando Lucchese e Iotti
Para entender o adolescente – Dr. Ronald Pagnoncelli
Pílulas para prolongar a juventude – Dr. Fernando Lucchese
Pílulas para viver melhor – Dr. Fernando Lucchese
Sexo: muito prazer v. 1 – Laura Meyer da Silva
Sexo: muito prazer v. 2 – Laura Meyer da Silva

Outros livros relacionados:

Confissões & conversões – Dr. Fernando Lucchese
Medicina, religião e saúde – Dr. Harold G. Koenig
Não sou feliz? – Dr. Fernando Lucchese

Dr. Fernando Lucchese

DESEMBARCANDO A TRISTEZA

Ilustrações de Gilmar Fraga

www.lpm.com.br
L&PM POCKET

Coleção **L&PM** POCKET vol. 737

Série saúde/13

Primeira edição na Coleção **L&PM** Pocket: outubro de 2008
Esta reimpressão: março de 2014

Capa: Marco Cena sobre ilustração de Gilmar Fraga
Ilustrações: Gilmar Fraga
Preparação de original: Jó Saldanha
Revisão: Sandro Andretta

CIP-Brasil. Catalogação-na-Fonte
Sindicato Nacional dos Editores de Livros, RJ

L967d

Lucchese, Fernando A. (Fernando Antônio), 1947-
    Desembarcando a tristeza / Fernando Lucchese. – Porto Alegre, RS: L&PM, 2014.
   192p. – (L&PM POCKET ; v.737)

   ISBN 978-85-254-1841-8

   1. Depressão mental. 2. Tristeza. 3. Felicidade. I. Título. II. Série.

| 08-4332. | CDD: 158 |
| | CDU: 159.942 |

© Fernando Lucchese, 2008

Todos os direitos desta edição reservados a L&PM Editores
Rua Comendador Coruja 314, loja 9 – Floresta – 90.220-180
Porto Alegre – RS – Brasil / Fone: 51.3225.5777 – Fax: 51.3221-5380

Pedidos & Depto. Comercial: vendas@lpm.com.br
Fale conosco: info@lpm.com.br
www.lpm.com.br

Impresso no Brasil
Verão de 2014

SUMÁRIO

Introdução / 13

O que você pode esperar deste livro / 14

Nasci triste ou aprendi a ser triste? / 15

A minha tristeza é normal? / 17

O selvagem que habita nossa alma / 21

O estranho mundo da tristeza / 23

Capítulo 1
A história da tristeza e a tristeza na história / 25

Capítulo 2
A tristeza na natureza / 29

Capítulo 3
A tristeza nas artes / 34

Capítulo 4
A tristeza na criança e no adolescente / 39

Capítulo 5
A tristeza na mulher / 44

Capítulo 6
A tristeza no idoso / 51

Capítulo 7
A tristeza do fato recente, da palavra expelida e suas conseqüências / 56

Capítulo 8
A psicanálise da tristeza e do sofrimento / 58

Capítulo 9
A tristeza em frases para meditar / 63

Capítulo 10
A tristeza da saudade em frases para sonhar / 71

O terrível mundo da depressão / 77

Capítulo 1
Não confunda depressão com tristeza / 79

Capítulo 2
Os assustadores números da depressão / 82

Capítulo 3
Mas, afinal, o que é depressão? / 84

Capítulo 4
Dificuldades no diagnóstico de depressão / 96

Capítulo 5
Quais são os sintomas de depressão? / 99

Capítulo 6
Graus de depressão / 103

Capítulo 7
Causas de depressão / 106

Capítulo 8
Depressão e câncer / 110

Capítulo 9
Tratando a depressão com medicamentos
e outras alternativas / 115

Capítulo 10
Luto e melancolia / 125

Capítulo 11
A difícil convivência com o deprimido / 135

Embarcando a felicidade / 137

Capítulo 1
O caminho para a felicidade passa pela serenidade / 139

Capítulo 2
A história da felicidade / 141

Capítulo 3
Os cinco fatores que afetam a felicidade / 144

Capítulo 4
A saúde como fonte de felicidade / 146

Capítulo 5
As diferenças de felicidade entre as nações / 148

Capítulo 6
Felicidade não é um presente de grego / 150

Capítulo 7
Frases clássicas sobre a felicidade e sua real interpretação / 152

Capítulo 8
O humor como terapia – A risoterapia / 159

Capítulo 9
Frases sobre a felicidade para levantar o astral / 162

Capítulo 10
As leis do bem-estar e da felicidade / 168

Sobre o autor / 177

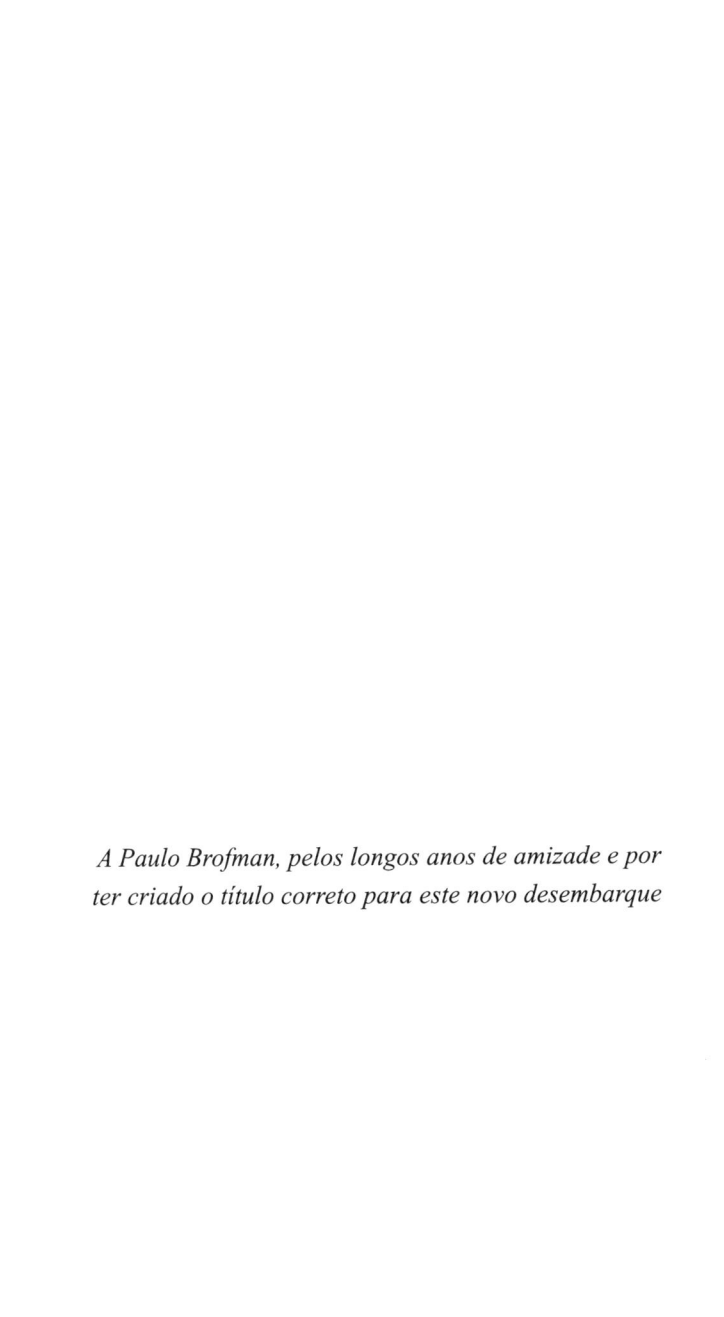

A Paulo Brofman, pelos longos anos de amizade e por ter criado o título correto para este novo desembarque

AGRADECIMENTOS

Inúmeras pessoas contribuíram para a realização deste livro. Psiquiatras, psicólogos e psicanalistas foram ouvidos. Eles estão nestes agradecimentos representados pelo Dr. Joel Nogueira, que fez a revisão final do texto, considerando-o adequado para publicação, pela psicóloga Dra. Clarice Machado, que trabalhou intensamente na pesquisa de vários temas deste livro, e pelo Dr. Pedro Lima, que fez a revisão crítica dos aspectos terapêuticos da depressão. Além disso, inúmeros pacientes deprimidos ensinaram-me de forma prática os terríveis caminhos da depressão.

Portanto, com ajuda tão qualificada, se algo ficou imperfeito ou incorreto se deve unicamente à minha incapacidade de trazer luzes mais definitivas sobre este tema tão complexo.

Fernando Lucchese
Porto Alegre, outubro de 2008

INTRODUÇÃO

Para cada cem artigos sobre tristeza, os jornais publicam um sobre felicidade. Já temos a possibilidade de ler sobre depressão com certa profundidade devido ao grande destaque que se dá ao assunto. Mas a maioria dos livros sobre esse tema é incompreensível ou, no mínimo, difícil e aborrecida. O que está faltando é o manual da felicidade. Estudamos bem a doença e pouco a saúde.

Assim, na verdade, este livro tratará sobre a felicidade. Mas por que este título, então?

Um livro sobre tristeza quando todos se preocupam em transmitir alegria e felicidade? Grande parte da literatura atual de auto-ajuda é dedicada a compor e ensinar a executar projetos de vida em busca da felicidade. Pois neste livro você encontrará o real caminho para a felicidade. Como? Através da tristeza? Sim, esta é a minha proposta. Só conhecendo muito bem o inimigo poderemos vencê-lo. Precisamos conhecer nossas próprias tristezas, descobrir como elas são geradas, como as cultivamos e fazemos crescer, podendo torná-las até uma doença. Caso você não saiba, a tristeza pura não é uma doença. O que a torna nefasta e eternamente dolorosa é a sua transformação em melancolia e depressão. Estas, sim, são doenças. Portanto, a tristeza não é, em realidade, o nosso verdadeiro inimigo.

Temos de encará-la apenas como um incômodo companheiro de viagem, pois todos teremos de experimentar tristezas durante a vida, mas sempre sobreviveremos a elas. Talvez mais enriquecidos e com mais valor, pois esta é a grande qualidade da tristeza: ela nos confere um prêmio por termos aceitado a sua companhia. Após convivermos com ela, tornamo-nos inevitavelmente mais maduros e mais sérios. Quando estou triste, significa que estou me tornando sério. Já a doença depressiva é o real inimigo, que nos fragiliza e abate, podendo até mesmo nos levar à morte.

O que você pode esperar deste livro

O que posso lhe prometer é conduzi-lo pelos caminhos da tristeza, desvendando seus mistérios, seu lado poético e encantador (sim, ela tem também esse lado). Você conhecerá sua própria tristeza, como ela o assalta e como você pode transformá-la em uma amiga domada. Infelizmente, devo mostrar-lhe também os caminhos da doença, que são desvios da estrada da tristeza. Devo mostrar-lhe esses desvios para que você evite tomá-los ao longo de sua vida e conheça claramente os perigos que eles ocultam.

Assim, conhecendo suas tristezas e sabendo administrá-las, você estará muito perto do caminho da felicidade e poderá trilhá-lo com a alegria de quem reencontra um velho conhecido. Pois, sem dúvida, fomos feitos para a felicidade, dela viemos e para ela devemos voltar. Este é apenas um guia prático para se chegar lá mais rápido.

Nasci triste ou aprendi a ser triste?

Esta é uma pergunta que se impõe. Alguns de nós são mais tristes do que outros? Já nascemos tristes? A tristeza é inevitável? Podemos construir nossa felicidade em cima das tristezas que vivemos no passado?

Na infância somos todos só alegrias porque não sabemos ainda reconhecer os motivos para a tristeza.

Essas fotos terríveis que circulam pelos jornais do mundo com crianças brincando no lixo são o exemplo da magia infantil que sabe criar alegrias onde elas não parecem existir.

O olhar da criança dispõe de um filtro poderoso que faz uma caixa de fósforo tornar-se um enorme caminhão e dois paus de picolé cruzados assumirem a forma de um grande avião de passageiros.

O filtro da criança está em seu cérebro, todos nascemos com ele. Depois, ao longo da vida, a dura realidade vai destruindo esse filtro, como uma vidraça atingida em câmera lenta pela pedra de um estilingue.

Alguns de nós nos tornamos peritos em inverter a ação desse filtro e passamos a considerar a vida uma grande tristeza.

Definitivamente, não nascemos tristes.

Aprendemos ao longo da vida a cultivar a tristeza e transformá-la em uma forma de viver. Tristeza vira hábito.

Freqüentemente nós, adultos, esquecemos a felicidade natural da criança primitiva e elaboramos uma armadilha para nos apropriarmos da felicidade. Temos a sensação de que, aprisionando a felicidade em nossas mãos, a teremos para todo o sempre.

Engano, puro engano.

A felicidade só existe se estiver livre para voar e pousar sobre o galho mais viçoso da árvore. Ela evita galhos secos. Deixa de existir na hora em que a aprisionamos.

A felicidade é um pássaro arisco sensível a pequenos movimentos. Espanta-se facilmente e voa para longe. Preparar a árvore de nossa vida para receber o pássaro felicidade em galhos viçosos e cheios de vida: essa é a árdua tarefa do dia-a-dia. Pelo resto de nossas vidas. Mas também é uma ciência a ser aprendida.

O mais impressionante, no entanto, é a facilidade com que aprendemos a ser tristes e o longo caminho que a felicidade nos exige percorrer para encontrá-la.

A sabedoria está em somar nossas tristezas e transformá-las em um degrau para a nossa felicidade.

Vasculhar nossa cabeça em busca do filtro de nossa infância, buscar em cada minuto sua dose de alegria, ver positivamente o mundo e a vida ao nosso redor é a grande lição a ser aprendida todos os dias.

A minha tristeza é normal?

Todos nós enfrentamos ao longo da vida o fantasma da tristeza. É inevitável. Podemos atenuá-la? Podemos torná-la amiga? Sim, mas antes necessitamos conhecê-la. Como é a minha tristeza pessoal, como ela ocorre, de que fatos ela se gera, quais são os seus desencadeadores. Minha tristeza é sempre normal? O que posso aprender com ela?

- ❑ A maior tristeza e a maior solidão sempre são as minhas. Nunca as dos outros. Consigo compreender melhor o meu desalento, mas custo a aceitar a tristeza dos outros.

- ❑ Minha tristeza assalta-me de repente. Ela não é contínua. Não permanece. Este vaivém só é notado por mim mesmo, por mais ninguém.

- ❑ Minha tristeza é a forma como peço socorro. Mas é também a forma que uso para me esconder. Ou para fugir dos problemas. Enterrá-los.

- ❑ Apesar de procurar escondê-la, sinto a maior decepção quando ninguém nota a minha tristeza.

- ❑ Minha tristeza nasce do fundo da alma, de um lugar inatingível pelas palavras. Quando estou triste, tenho a impressão de que a tristeza não passará nunca.

- Às vezes, um fato insignificante me torna triste. Outras vezes, em meio a festas ou rebuliços, eu me calo e assumo minha tristeza como quem se lembra de um luto recente.

- Minha tristeza é um luto não completamente assumido, um luto descontínuo.

- Minha tristeza é um pássaro sem asas para voar. Seu horizonte é estreito, pois limitado pela sua incapacidade de despegar-se e olhar o mundo de uma certa distância. O lado cinzento da vida fica mais colorido quando visto de longe.

- A tristeza é uma viagem indesejada e sem volta, aparentemente; mas só aparentemente sem volta.

- Enveredar pelos caminhos da tristeza é como embrenhar-se em uma floresta e enfrentar seus riscos.

- A tristeza é uma partida sem a esperança da volta. "Partir é sempre morrer um pouco." (Ary dos Santos)

- A tristeza é uma morte em doses pequenas, suficientemente fracionadas para não causar danos definitivos.

- A tristeza é o primeiro componente do quarteto perigoso. Os outros três são: a solidão, o pessimismo e a depressão.

- O que custo a perceber é que a minha tristeza é o maior estímulo para o meu crescimento.

- Quando estou triste, vou me tornando mais sério, mais maduro, preparado para a vida. Não é na alegria e no descompromisso que construo o meu caráter. É no peso e na dor.

- Obviamente, a alegria me fará viver por mais tempo. Aproveitarei mais a vida e viverei mais. Mas só estarei de pé se todas as lições tiradas de minhas tristezas forem bem aproveitadas.

- As lições da tristeza são duras e duradouras. Quase inesquecíveis. Por toda a vida estarão incorporadas em nós, mesmo sem percebermos.

- Nossas alegrias são fugazes e deixam muito poucos resíduos. Aprendemos menos na alegria do que na tristeza.

- A riqueza da alma é medida pelas experiências tristes e alegres pelas quais passamos ao longo da vida. Um certo equilíbrio é absolutamente necessário para que não haja desesperança, desalento, perda da vontade de viver.

- Nem só de alegrias ou de tristezas devemos viver. Doses de cada uma na quantidade certa é que nos fazem extremamente ricos.

- Dizer que "tristeza não tem fim, felicidade sim" é no mínimo um exagero. Ambas perduram, estendem-se ou desaparecem na medida de nossa vontade.

- Minha tese é: **tristezas e alegrias podem ser comandadas pela nossa vontade. Somos**

tristes e alegres na intensidade que decidirmos ser.

❏ Infelizmente, porém, a maioria de nós não tem esses sentimentos sob controle. Seu comando está fora de nós. É como se houvesse um desses controles de televisão que, comandado por alguém à distância, muda o nosso humor ao sabor dos acontecimentos.

❏ Simplesmente reagimos aos fatos, perdemos sua perspectiva histórica. Na maioria das vezes, fatos que nos entristecem são apenas como a derrota em um jogo, enquanto o campeonato segue cheio de chances de vitória.

❏ Mas fica bem claro para mim que *estar triste* de vez em quando é absolutamente normal. *Ser triste* já não é normal. *Permanecer triste* sempre é doença.

❏ A tristeza é um parente saudável da depressão, a qual infelizmente é um familiar doente.

❏ A tristeza e a depressão não são irmãs gêmeas; pelo contrário, podem ser consideradas parentas distantes que terminam morando na mesma casa.

❏ Minha tristeza é normal? Sim, minha tristeza pode ser normal. Mas quando sei que ela virou doença?

O selvagem que habita nossa alma

Ouvi de um bom psicanalista que cada um de nós tem seu selvagem interior. Fico imaginando um daqueles feiosos aborígines australianos que pioram ainda mais a sua triste figura cobrindo-se de galharias. Esse é o selvagem que habita nossa alma. Ele é atento, está sempre à espreita, sua jaula tem tranca por dentro, ele mesmo a comanda. Nosso selvagem está sempre à espera da oportunidade do ataque. Às vezes ataca o motorista do carro ao lado, no trânsito; outras vezes salta sobre o colega de trabalho ou, em casa, sobre a mulher ou o marido. Nosso selvagem é incansável. Não perde oportunidades. O clima de insatisfação que ele gera pode durar dias, até semanas. E inevitavelmente deixa marcas. Nosso selvagem é uma fábrica de mágoas... Ele termina por atingir-nos fisicamente, e só então sossega: quando nos vê definitivamente na horizontal, tomando a carona derradeira para a última morada.

Nosso selvagem é indestrutível, mas pode ser domesticado. Pode ser a tarefa de uma vida. Mas é a única solução: domesticar o selvagem para evitar uma trilha de mágoas e tristezas.

Lembre-se: para desembarcar a tristeza, é importante domesticar o selvagem.

O ESTRANHO MUNDO DA TRISTEZA

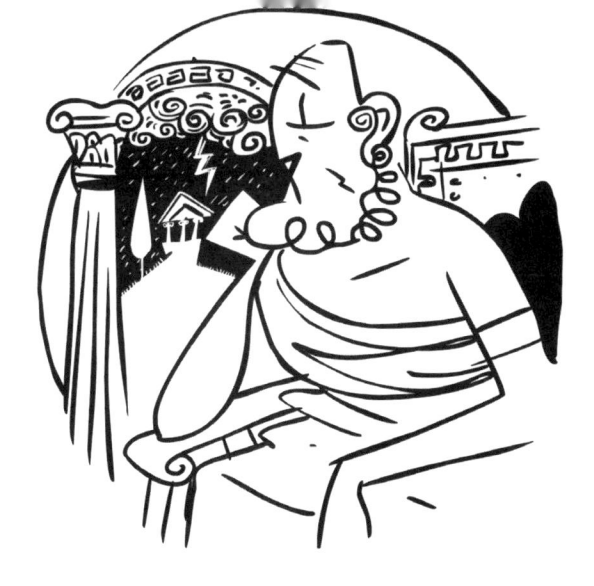

Capítulo 1

A HISTÓRIA DA TRISTEZA E A TRISTEZA NA HISTÓRIA*

Um fenômeno chamado melancolia

A tristeza é tão antiga quanto o próprio homem. Não duvido que, nos dias de tempestade, ao olhar para fora da caverna, o primeiro *homo sapiens* fosse tomado de absoluta tristeza ao sentir-

---

* Fonte: Roudinesco, Elisabeth; Plon, Michel. *Dicionário de Psicanálise*. Rio de Janeiro: Jorge Zahar Ed., 1998.

se tolhido em seus planos de caça. Até hoje somos acometidos de tristeza por razões diversas, às vezes absurdas. A história da tristeza é a própria história do homem, pois ambos convivem (nem sempre amigavelmente) desde os primeiros dias.

- Melancolia é um termo derivado das palavras gregas *melas* (negro) e *kholé* (bile), utilizadas em filosofia, literatura, medicina, psiquiatria e psicanálise para designar, desde a Antigüidade, uma tristeza profunda, um estado depressivo de medo e desânimo capaz de conduzir ao suicídio.

- Os mais belos estudos sobre melancolia não foram produzidos por psiquiatras ou psicanalistas, mas por poetas, filósofos, pintores e historiadores ao longo da história. A melancolia inspirou todas as manifestações artísticas.

- Foi Hipócrates, o pai da medicina, há quase 3 mil anos, quem descreveu os sintomas clínicos dessa doença:
  ✓ Ânimo entristecido;
  ✓ Sentimento de um abismo infinito;
  ✓ Extinção do desejo da fala;
  ✓ Atração irresistível pela morte, pela ruína, pela nostalgia e pelo luto, entre outros.

- A partir do final da Idade Média, o termo melancolia tornou-se sinônimo de uma tristeza sem causa. Falava-se, então, do temperamento melancólico, como se já se nascesse triste.

- Doença da maturidade, a melancolia também pode caminhar de mãos dadas alternadamente com a alegria, o riso, a inércia e a raiva.

- Através dessas misturas, portanto, ela estaria presente em todas as pessoas em intensidades variáveis. É o primeiro passo na descrição de uma doença hoje muito comum que se chama *bipolaridade*, ou *doença maníaco-depressiva*, em que períodos de depressão se alternam com outros de euforia.

- Melancolia como sinal de tristeza é normal. Como depressão, é doença.

- No final do século XVIII e, em especial, às vésperas da Revolução Francesa, a melancolia surgiu como o grande sintoma do tédio da velha sociedade. Atingia tanto os jovens da nobreza quanto os burgueses sem título algum.

- Tédio da felicidade, felicidade do tédio ou aspiração a que a felicidade supere o tédio. A melancolia refletia a falência geral da monarquia.

- Acreditava-se também que alguns climas frios dos países nórdicos favoreciam mais a doença do que o clima das regiões tropicais mais quentes.

- Na mulher, ela era freqüentemente associada a características próprias do sexo feminino e da sexualidade. Hoje sabemos que a tristeza das mulheres daquele tempo era geralmente provocada pelos homens, que as tratavam como seres inferiores.

- Naquela época, Victor Hugo chamava a melancolia de "felicidade por estar triste". Porém, com a evolução do conhecimento psiquiátrico no século XIX, a melancolia foi considerada uma verdadeira doença mental, sem floreios literários ou filosóficos.

- Foi em 1917 que Freud publicou um texto magistral sobre a questão, "Luto e melancolia", descrevendo esse segundo termo como sendo a forma patológica do primeiro. Enquanto o sujeito, no luto, consegue desligar-se progressivamente do objeto perdido, na melancolia, ao contrário, ele se supõe culpado pela morte ocorrida, a ponto de se perder no desespero.

- No final do século XX, a depressão, forma atenuada da melancolia, vai se tornando uma doença com características cada vez mais bem-definidas.

- No entanto, cumpre ressaltar que existe um dado invariável na estrutura da melancolia, como bem demonstrou Freud. Ele reside na impossibilidade permanente de o sujeito encerrar o luto em relação ao objeto perdido. E é isso, sem dúvida, que explica, por exemplo, a presença do famoso "temperamento melancólico" nos grandes místicos, sempre ameaçados de se afastar de Deus; nos revolucionários, sempre à procura de um ideal inatingível; e em muitos empreendedores, incansáveis na busca de novos investimentos.

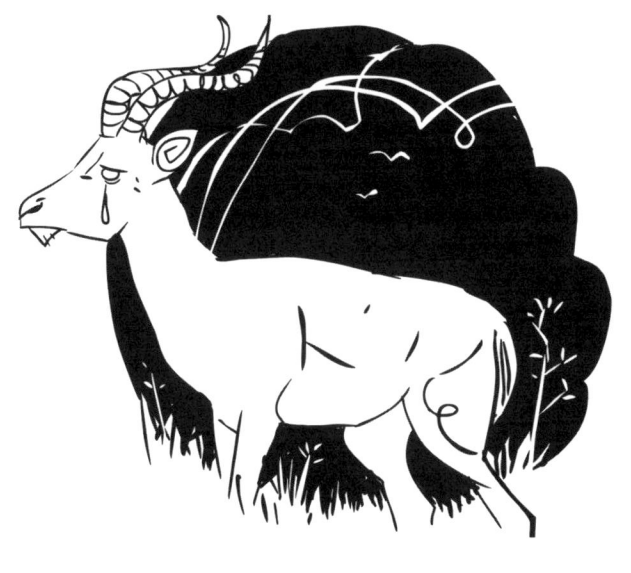

Capítulo 2

A TRISTEZA NA NATUREZA

Não são muitas as manifestações de tristeza expostas pelos seres vivos irracionais. Mas é evidente que a tristeza não é uma prerrogativa dos racionais, dos humanos. Neste capítulo exploraremos algumas manifestações da tristeza animal.

A girafa, um ser sentimental

As girafas são animais sentimentais. Vivem em família, curtem andar lentamente em grupo à procura de comida. Sua altura privilegiada lhes permite comer as folhas mais tenras do ápice das árvores. Seus predadores são o leão e o leopardo. A girafa luta bravamente para defender a si e a seus filhotes. Mas no caso de uma tragédia, quando alguém da família sucumbe nas garras do inimigo, as girafas se reúnem ao lado dos restos dilacerados e ali permanecem em longo velório. As girafas sofrem a tristeza e o luto como autênticos seres sentimentais.

A tristeza do antílope

Enquanto duas chitas ou guepardos devoram sua companheira, o antílope macho, aterrorizado, assiste à distância. Raramente em minha vida percebi em um ser vivo tanta tristeza, medo e decepção. Estava completamente imóvel, paralisado. Ele era todo dor e sofrimento. Um tempo depois, quando pouco sobrava dos restos a serem devorados pelos guepardos, ele baixou a cabeça e saiu lentamente, dando as costas para o predador, desinteressado pela própria vida. Foi em busca do resto da família, para dividir seu sofrimento e, provavelmente, recomeçar a vida ao lado de alguém que também será devorado algum dia. Ou, quem sabe, ele próprio ainda terá de enfrentar as garras do inimigo. Sem chance.

Mesmo assim, apesar dos riscos que correm, os animais cumprem seu papel na natureza de forma competente e, por que não?, feliz.

Lambendo as feridas

O cachorro atropelado por um carro é a imagem mais viva da tristeza. Sai ganindo, sufocado pela dor. Cachorro chora. Cauda entre as pernas, caminhando mal, ele busca um canto solitário para recompor-se e lamber suas feridas. Daquele canto só sai depois que a vida voltar a ter algum sentido e as dores aliviarem.

O cachorro chora de tristeza e dor, mas também sabe rir de alegria. Sua cauda é um fiel medidor de felicidade. Cauda espanando o ar em alta velocidade significa felicidade plena. Mas cauda entre as pernas...

Existe tristeza no mundo animal, mas sua linguagem é às vezes difícil de ser interpretada por nós, insensíveis humanos. O pássaro pára de cantar, o elefante velho busca a terra em que nasceu para ali repousar tristemente até a morte. Até o dissimulado gato, em suas tristezas, muda seu miado, transformando-o quase em um balido de ovelha, tremido e longo. A ovelha já nasce triste, por isso a voz que a natureza lhe deu mais parece um lamento. O leão velho e desdentado, ao perder a força, deprime-se, fica inativo, desinteressa-se pela vida, economiza seus urros e dorme a maior parte do tempo.

Tristeza e alegria são universais. São parte inseparável da vida animal, racional ou não. E assim devem ser aceitas. Não devemos nos surpreender com nossos acessos de tristeza. Eles fazem parte da nossa natureza. É preciso tão-somente aceitá-los com boa dose de resignação semelhante ao entusiasmo com que recebemos nossas alegrias.

Lamber as próprias feridas é o que se deve fazer nos momentos de tristeza. Isole-se por alguns momentos e, como o cãozinho triste, lamba cuidadosamente suas feridas. Depois, espane a cauda no ar e volte a ser feliz.

A tristeza é um dos sentimentos mais puros e genuínos do ser humano. Obviamente, como todos os sentimentos, tem início, meio e fim. Se a tristeza não terminou, significa que ainda há mais história pela frente. É só esperar, dar tempo ao tempo...

ooo

Aqui está a verdade da natureza. Muito antes de ter nascido a alegria, nasceu a tristeza, o medo, o pânico. Foi durante o nosso parto, quando se iniciaram as contrações de expulsão. Nós nos sentimos amedrontados pela terrível experiência de passar em uma chaminé muito apertada e poder trancar em algum lugar. Coração disparando, falta de ar, escuridão e, muito perto, mais acima, as batidas fortes do coração de nossa mãe, também amedrontada e cheia de dor. Nosso nascimento ocorreu em meio a uma profunda sensação de morte iminente...

Mas depois veio a luz, veio a esperança, o ar renovado cheio de oxigênio, o coração se acalmando, um calorzinho progressivo deixando mãos e pés mais rosados. E enfim a alegria de ouvir pela primeira vez o riso e a voz cheia de ternura daquela que nos deu à luz.

ooo

Portanto, tristezas e alegrias são normais na natureza. Não se assuste com as suas tristezas. Você está apenas cumprindo o seu papel de ser vivo.

Capítulo 3

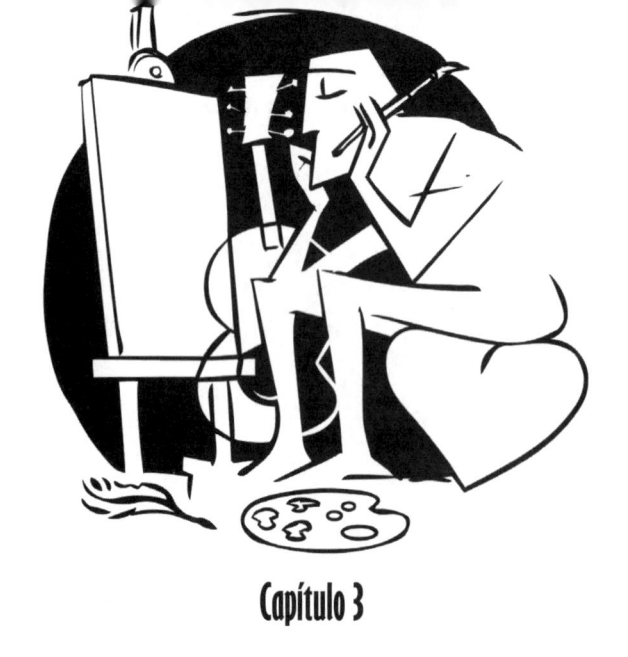

A TRISTEZA NAS ARTES

São tantas as manifestações de tristeza na música, na poesia e nas artes plásticas que fica evidente que os maiores cultuadores da melancolia são os artistas. Vou pinçar aqui apenas alguns trechos de músicas e poemas que falam em tristeza e saudade, manifestações tão dolorosas como dor de dente na alma.

Down em mim
Composição: Cazuza / Frejat

(...) Eu não sei o que o meu corpo abriga / Nestas noites quentes de verão / E nem me importa que mil raios partam / Qualquer sentido vago de razão / Eu ando tão down / Eu ando tão down (...)

A saudade não passa
Composição: Bruno / Ricardo (Bruno e Marrone)
Interpretação: Marisa Monte

(...) Eu pensei que fosse fácil / Esquecer o seu abraço / A lembrança continua / Sofro, choro pelas ruas / / (...) A noite é longa / O dia sem graça / Eu já fiz de tudo / A saudade não passa (...)

A palavra adeus
Composição: Fred Jorge
Interpretação: Roberto Carlos

(...) Chorei e o pranto a deslizar / Nem mesmo me deixava ver / O rosto que disse sem tremer / Aquele triste adeus. (...)

Nasci pra chorar
Composição: Dion di Mucci e Erasmo Carlos
Interpretação: Roberto Carlos

(...) Eu levo a minha vida / Chorando pelo mundo

(...) / Nasci para chorar... / ...Porque sou tão triste assim.... / ...É hora de chorar... / ...E continuo a felicidade procurando / Mas sempre a solidão e a tristeza encontrando... (...)

Desalento
Composição: Chico Buarque / Vinicius de Moraes

(...) Sim, vai e diz / Diz assim / Que eu chorei / Que eu morri / De arrependimento / Que o meu desalento / Já não tem mais fim / Vai e diz / Diz assim / Como sou / Infeliz / No meu descaminho / Diz que estou sozinho / E sem saber de mim... (...)

Tereza tristeza
Composição: Chico Buarque

(...) Oh Tereza essa tristeza / Não tem solução / Tire o meu lugar da mesa / Não me espere não / Oh Tereza / É tão pouca tristeza / Tem gente que nem carnaval / Não tem não (...)

Chega de saudade
Composição: Vinicius de Moraes / Antonio Carlos Jobim

(...) Vai, minha tristeza / E diz a ela que sem ela não pode ser / (...) // Chega de saudade / A realidade é que sem ela / Não há paz, não há beleza / É só tristeza e a melancolia / Que não sai de mim... / Não sai de mim / Não sai

Samba em prelúdio
Composição: Vinicius de Moraes / Baden Powell

(...) Eu sem você / Sou só desamor / Um barco sem mar / Um campo sem flor / Tristeza que vai / Tristeza que vem / Sem você, meu amor, eu não sou ninguém... (...)

A felicidade
Composição: Vinicius de Moraes / Antonio Carlos Jobim

(...) Tristeza não tem fim / Felicidade sim. / A felicidade é como a gota / De orvalho numa pétala de flor / Brilha tranqüila / Depois de leve oscila / E cai como uma lágrima de amor... (...)

POEMA

Eu escrevi um poema triste
*Mario Quintana**

Eu escrevi um poema triste
E belo, apenas da sua tristeza.
Não vem de ti essa tristeza

---

* Editora Globo

Mas das mudanças do Tempo,
Que ora nos traz esperanças
Ora nos dá incerteza...
Nem importa, ao velho Tempo,
Que sejas fiel ou infiel...
Eu fico, junto à correnteza,
Olhando as horas tão breves...
E das cartas que me escreves
Faço barcos de papel!

Capítulo 4

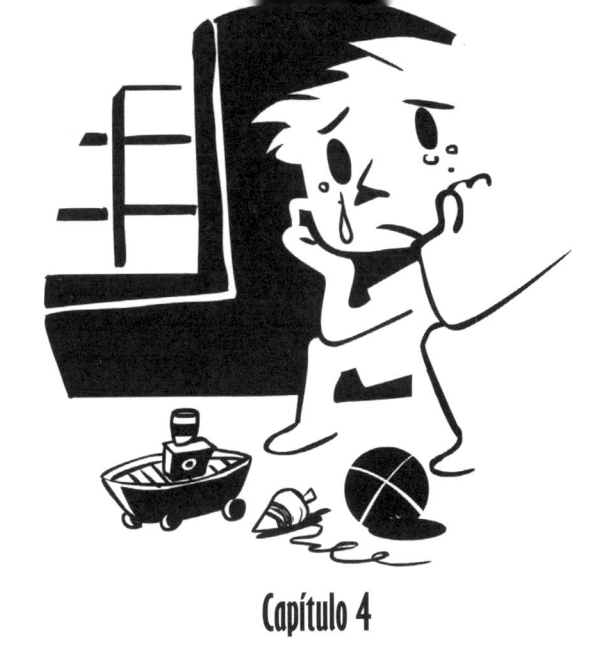

A TRISTEZA NA CRIANÇA E NO ADOLESCENTE

Por incrível que pareça, também as crianças podem ser tristes e até deprimidas. E as estatísticas são alarmantes. Entre 1 e 6 anos de idade, 1% das crianças sofre de depressão. De 6 a 12 anos, essa taxa se eleva para 12%. Porém, se considerarmos o grupo total de crianças e adolescentes de 1 a 18 anos, a média de deprimidos estará entre 5 e 10%, aumentando sempre com a idade. Mais de 2 milhões de crianças tomam antidepressivos nos Estados

Unidos. A partir da adolescência, aumenta a população de mulheres deprimidas, chegando a 2 por 1 em relação aos homens.

Sinais de depressão na infância e adolescência

- Perda de interesse pelos brinquedos e pelo lazer;
- Choro fácil, tristeza persistente;
- Medo e fraqueza;
- Fadiga e perda de energia;
- Ansiedade;
- Rejeição por parte das outras crianças;
- Queda no desempenho escolar;
- Explosões de raiva e gritos;
- Mudanças nos hábitos de sono;
- Mudanças no apetite;
- Sintomas físicos repetitivos (dores de cabeça, dores abdominais e nas pernas);
- Ameaças de sair de casa;
- Pensamentos suicidas.

Fatores que predispõem à depressão na infância e adolescência

- Genética familiar de depressão;
- Vida familiar estressante desde cedo;

- Doença física com limitação de atividade;
- Diabetes tipo I da infância, hipertensão, asma, etc.;
- Perda do suporte, da estrutura e da organização familiar;
- Conflitos na família;
- Conflitos na escola;
- Brincadeiras sádicas de outras crianças;
- Separação ou divórcio dos pais;
- Morte de um ser a quem a criança é afetivamente ligada (pessoa ou animal);
- Mudança de cidade, de bairro ou de colégio;
- Fracasso nos estudos;
- Fracasso no esporte;
- Uso de medicamentos que podem gerar depressão;
- Abuso físico, emocional ou verbal por um familiar.

Tratamento

- A primeira atitude é sempre a busca de profissionais psicoterapeutas especializados na faixa etária da criança. O tratamento deve estender-se por pelo menos 6 a 9 meses para evitar recidivas.

❏ A segunda atitude, ainda controversa e muitas vezes sem efeito comprovado, é o uso de antidepressivos. Estes devem ser continuados por pelo menos 6 meses. Mas cuidado! Há descrição recente na literatura médica de seqüelas importantes deixadas pelos antidepressivos na infância.

Conselhos aos pais

❏ Se perceberem algum dos sinais acima referidos, procurem de imediato o orientador educacional da escola.

❏ Procurem um médico clínico para avaliar os sintomas e afastar a possibilidade de doenças orgânicas.

❏ Busquem auxílio de um psicoterapeuta especializado na faixa etária de seu filho(a).

❏ Observem se há uso de álcool em qualquer intensidade.

❏ Informem-se da possibilidade de estarem ocorrendo efeitos colaterais de remédios que seu filho(a) toma que possam gerar depressão.

❏ Estimulem a manutenção de horários regulares de sono, impedindo-o(a) de dormir durante o dia.

❏ Estimulem a manutenção de dieta balanceada e regular, evitando que pule refeições ou coma inapropriadamente nos intervalos.

- Procurem observar o comportamento dos amigos de seu filho(a).
- Sejam amigos de seu filho(a). Dialoguem com ele(a).
- Demonstrem real interesse por sua vida, seus estudos, etc.
- Gastem tempo com seu filho(a).
- Tenham paciência. A depressão é temporária e recuperável. Dêem tempo ao tempo. Mas estejam cientes de que seu filho(a) pode ter que tomar medicamentos por toda a vida.

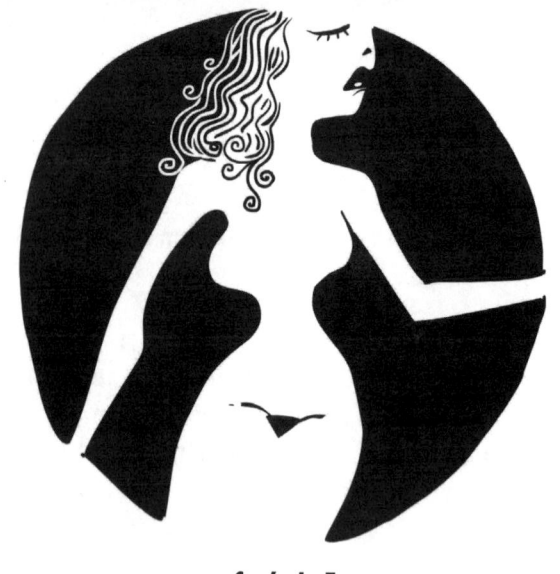

Capítulo 5

A TRISTEZA NA MULHER*

Com raras exceções, as mulheres são mais cuidadosas com sua saúde do que os homens. O ginecologista passou a ser para elas uma espécie de médico de família, conselheiro e guardião da saúde. Mas as mulheres também são acometidas dos males da tristeza.

---

* Baseado em texto de G. J. Ballone.

Depressão pós-parto, tensão pré-menstrual e depressão pós-menopausa.

São as manifestações de depressão mais freqüentemente observadas na mulher.

❑ Estão relacionadas com flutuações nos níveis hormonais femininos. A produção de estrógeno parece estar envolvida nessas três condições.

❑ Há diferenças importantes no comportamento hormonal de homens e mulheres. Enquanto o homem tem a secreção de seus hormônios sexuais em ritmo constante, na mulher a secreção hormonal é cíclica, regulando o mecanismo ovulatório e o ciclo menstrual.

❑ São essas flutuações hormonais que impõem às mulheres alternâncias de estados de humor, claramente associadas com as fases do ciclo menstrual.

❑ Alguns pesquisadores defendem a tese da inutilidade da menstruação. Mas ainda temos que esperar o resultado dessa discussão.

❑ Inúmeras investigações tentam demonstrar diferenças nos níveis hormonais das mulheres que apresentam sintomas mais significativos da tensão pré-menstrual em relação às que não os apresentam. Isso se refere à progesterona e derivados, ao estrógeno e à testosterona plasmática.

- O que parece ocorrer é que níveis mais baixos de serotonina e endorfina cerebrais determinam a maioria dos sintomas da tensão pré-menstrual, sem relação com os hormônios sexuais estrógeno e progesterona.

- No passado a progesterona era usada para a TPM, mas observações mais recentes têm demonstrado que seu uso pode, na verdade, agravar os sintomas de depressão e irritabilidade.

- Vários medicamentos têm sido usados como tentativa de se aliviarem os sintomas de TPM. Todos têm efeitos variáveis e devem ser utilizados de acordo com seu ginecologista e com a maior ou menor gravidade dos sintomas.

- E o que ocorre quando a depressão é o sintoma mais importante da TPM? Provavelmente há um desequilíbrio nas concentrações de serotonina no cérebro. Essas manifestações respondem razoavelmente bem à administração de cloridrato de piridoxina (vitamina B6), que eleva a serotonina.

- Outra possibilidade é o uso de medicamentos que atuam na recaptação de serotonina (antidepressivos).

- Portanto, tudo parece ter a ver com a serotonina do cérebro.

- Se durante o período menstrual a flutuação hormonal favorece essas alternâncias de humor, na menopausa a deficiência de estrógeno determina tendência depressiva mais constante.

- Obviamente, essa fase da vida, para uma boa parte das mulheres, coincide com outras situações que favorecem a depressão: o envelhecimento, a menor necessidade de cuidados dos filhos (síndrome do ninho vazio) ou a frustração pela incapacidade de ter criado filhos independentes (síndrome do ninho cheio), a revisão do relacionamento conjugal, etc.

- Tudo isso associado aos sintomas da redução hormonal, como os fogachos, a irritabilidade, a insônia, a perda de memória, as modificações da pele, dos órgãos sexuais, das mamas, o ressecamento vaginal, a redução da libido como conseqüência ou não dessa modificação fisiológica. O resultado final é uma maior tendência à depressão.

- A reposição hormonal surgiu como uma alternativa importante para melhorar a qualidade de vida na menopausa e após.

- Porém, a reposição hormonal clássica, baseada no uso do estrógeno, associado ou não à progesterona, ainda é controversa na sua indicação e nem sempre reverte os sintomas depressivos. E pode gerar obstruções nas artérias do cérebro e do coração.

- Os benefícios encontrados para os sintomas depressivos (mudança de humor, queda de libido, de concentração e de disposição para as tarefas diárias) aparecem em várias publicações quando se associam estrógenos e testosterona em doses baixas (sem os inconvenientes dos efeitos adversos de aumento dos pêlos, queda de cabelos, alteração de voz, etc.).

❏ Como uma classe especial de esteróide, a tibolona é uma substância que apresenta efeitos de estrógeno, progesterona e testosterona. Ela tem a vantagem de oferecer em um só produto os efeitos alcançados com a utilização de várias substâncias ao mesmo tempo.

❏ A depressão pós-parto origina-se de uma série de fatores, como o estresse da gravidez e do parto, baixos níveis hormonais, depressão prévia, desajustes matrimoniais, etc. No entanto, a maneira como ela se instala no organismo ainda não é conhecida.

Depressão na menopausa

❏ As mulheres são acometidas de depressão duas a três vezes mais do que os homens.

❏ O número de mulheres na menopausa vem crescendo com o aumento da expectativa de vida, e com isso os casos de depressão também vêm crescendo.

❏ As causas mais comuns de depressão na menopausa têm a ver com eventos que ocorrem nessa fase da vida da mulher. Por exemplo: filhos saindo de casa (síndrome do ninho vazio), desmotivação com a vida, estresse na vida conjugal, envelhecimento e perda da capacidade de reprodução e da feminilidade.

❑ O principal mecanismo proposto para explicar a depressão na menopausa é o déficit de estrógenos, que influi na produção da serotonina cerebral. Sempre a serotonina...

Fatores de risco para a depressão pós-menopausa:
– episódio depressivo prévio;
– histórico de transtorno pré-menstrual;
– ocorrência de depressão pós-parto;
– baixo nível educacional;
– uso ou dependência de álcool;
– alto nível de estresse;
– história de doença psiquiátrica.

❑ A menopausa cirúrgica (retirada do útero por cirurgia) não está associada à depressão, a não ser que haja situações de alto risco como as da lista acima. Histerectomia precoce parece ser uma dessas causas.

❑ A Terapia de Reposição Hormonal (TRH) utilizada para os sintomas da menopausa pode auxiliar no tratamento da depressão na menopausa.

❑ Estudos comprovam também a melhora dos fogachos, do trofismo vaginal, da qualidade do sono e da libido após a menopausa, bem como a diminuição da osteoporose.

❑ Mas há maior incidência de doenças cardiovasculares e cerebrais (infarto e AVC), de câncer de mama e endométrio, e cálculos na vesícula biliar. Ainda é um tratamento controverso.

Gravidez indesejada, perda do bebê durante a gravidez, gestação de feto malformado ou infertilidade

São outras fases críticas da vida da mulher em que ocorre depressão:

❑ Essas fases geram reações emocionais de choque, negação, raiva, depressão.

❑ Eventualmente pode ser necessário o uso de medicamento antidepressivo por períodos breves, mas na maioria das vezes as pacientes conseguem resolver a depressão por si mesmas.

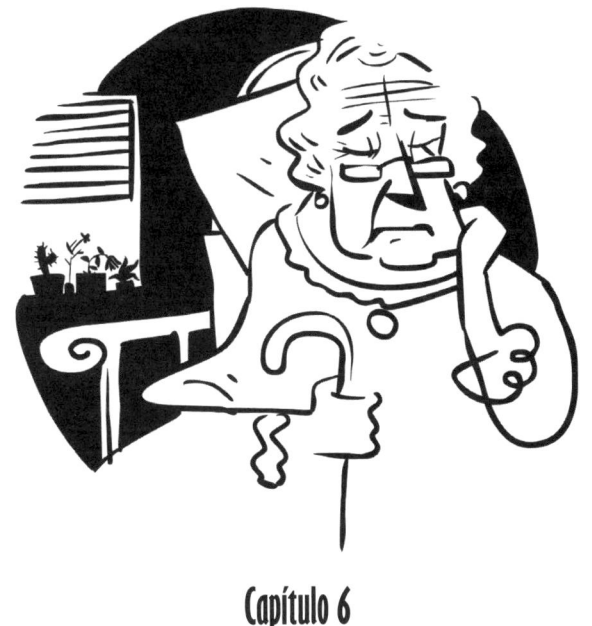

Capítulo 6

A TRISTEZA NO IDOSO

Cerca de 15 a 20% dos idosos apresentam ou já apresentaram depressão em determinado momento de suas vidas. As mulheres idosas se deprimem duas vezes mais do que os homens. Certamente, a depressão é, ao lado das doenças cardíacas, a segunda maior causa de problemas em idosos.

> Na vida de José o que mais importava era o golfe. Depois, é claro, dos três netos maravilhosos para os quais dedicava parte de seu tempo diariamente. Em sua condi-

ção de bem aposentado, com posses suficientes para manter-se vivo e ativo, José tornou-se motorista dos netos, ajudante-de-ordens dos filhos e um marido dedicado. Além de um entusiasmado golfista.

Aos 70 anos, algumas coisas começaram a mudar. José passou a sair menos de casa, a ficar mais deitado ou em frente à TV, desinteressado pelas atividades que antes executava com alegria. Mais apático e prostrado, seus netos aos poucos foram vendo-o cada vez menos. Seus filhos não recebiam mais os famosos telefonemas de despertar festivo aos domingos, convocando-os para o almoço da família.

E José acabou desistindo do golfe também. Aí todos concordaram que havia algo muito sério acontecendo. A revisão de saúde não demonstrou qualquer problema físico. Seu clínico, então, em comum acordo com o psiquiatra de José, receitou-lhe um antidepressivo, contando que a redução de sua serotonina cerebral estava causando aquele surto depressivo.

Um dia, semanas depois, José levantou-se animado, olhou confiante pela janela, confirmando a presença de um sol maravilhoso, calçou seus sapatos de golfe e retornou feliz à sua vida anterior.

- A depressão no idoso manifesta-se de forma diferente. Fraqueza, apatia, prostração e até confusão mental podem fazer parte do quadro depressivo.
- Até a ocorrência de dores pelo corpo pode estar escondendo uma profunda depressão.
- A depressão no idoso com freqüência não é acompanhada de tristeza ou choro. Mais facilmente ele apresenta falta de apetite, insônia e apatia.
- Principalmente por não ser um diagnóstico fácil, mas também por outros motivos, como a complexidade da doença, somente 34% dos idosos procuram ajuda profissional para tratamento de depressão.
- O mais comum é confundir a depressão com velhice e justificar todos os sintomas pela idade que avança inexoravelmente.
- Somente um quarto dos idosos recebe tratamento com antidepressivo e se recupera.
- É necessário prestar muita atenção nas mudanças de comportamento do idoso. Ele pode estar iniciando um quadro de depressão.

E a causa?

- O declínio vital ocorre com a redução da produção de hormônios pelo organismo. Algumas dessas substâncias são fundamentais para a manutenção da vida ativa normal, como a serotonina, a adrenalina e a dopamina. É justamente a queda na produção dessas três substâncias que provoca a instalação do quadro depressivo.

Desembarcando a depressão do idoso

❑ Além do uso de antidepressivos, que são extremamente eficientes em certas situações, há alguns truques que ajudam a espantar a depressão.

❑ Velhice não é doença e idoso não é doente, por isso a busca de uma vida saudável e prazerosa é obrigação de todos.

❑ Manter relacionamentos prolonga e facilita uma velhice ativa.

❑ Prolongar a vida sexual é também adiar a morte.

❑ Atuar em instituições sociais, clubes de benemerência e igrejas, por exemplo, constitui um excelente mecanismo de manutenção da vida útil e ativa.

❑ Sentir-se útil e necessário é fundamental para viver muito.

❑ Manter uma vida espiritual ativa e recompensadora apazigua o espírito e produz alegria.

❑ Importantíssimo é manter-se em forma física, ser um caminhador, fortalecer os músculos para evitar quedas e fraturas.

- Não engordar. A barriga adquirida na idade adulta dificilmente desaparecerá na velhice. Uma circunferência abdominal acima de 102 cm no homem e 82 cm na mulher indica o risco de uma velhice curta.

- Pensar e planejar a velhice é uma atitude inteligente da vida adulta.

- Manter a família unida em torno de si é sinal de sabedoria.

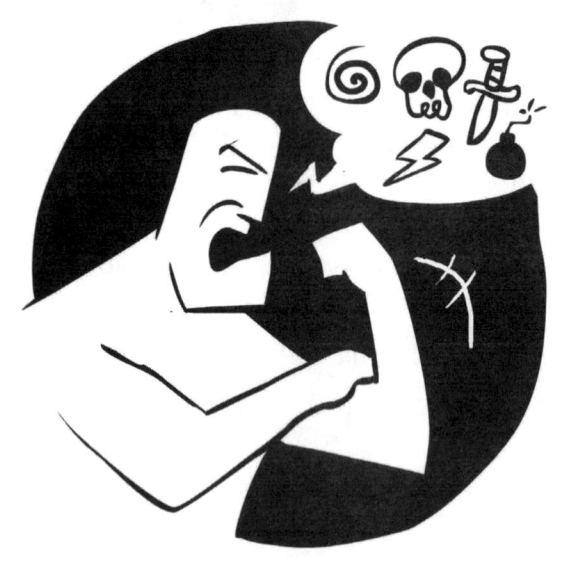

Capítulo 7

A TRISTEZA DO FATO RECENTE, DA PALAVRA EXPELIDA E SUAS CONSEQÜÊNCIAS

- ❑ Acontecimentos negativos são grandes geradores de tristeza. Uma palavra inapropriada, um gesto, uma desatenção, praticamente qualquer coisa pode gerar mal-estar, discórdia, afastamento. E muita tristeza.
- ❑ O mesmo ocorre com a ação que surge impensada como reação a algo que nos atinge e provoca. Reagir sem pensar é uma forma óbvia de gerar tristezas.

- Se tivéssemos um mecanismo de reabsorção das palavras que recém expelimos, antes mesmo que os outros as ouvissem, poderíamos evitar muitas tristezas.

- Tal mecanismo não existe. Mas dispomos de outro muito mais poderoso. É a nossa capacidade de raciocinar, de treinar o cérebro para falar ou agir só depois de elaborar nossos pensamentos.

- Mas o melhor, mesmo, é treinar o controle das nossas reações, sempre interpondo o raciocínio lógico antes de partirmos para a agressão, seja ela verbal ou física. Muita tristeza pode ser evitada.

- Ou seja: só devemos abrir a boca ou agir quando temos certeza.

- Definitivamente, a linguagem é uma fonte de mal-entendidos. E, por isso, também é uma fonte de tristezas.

- Quem fala menos é menos triste, pois de sua boca lhe saem só verdades pensadas.

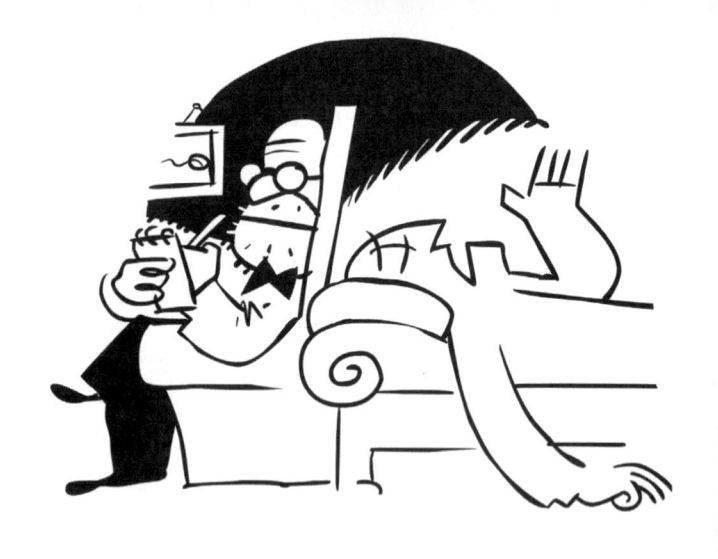

Capítulo 8

A PSICANÁLISE DA TRISTEZA E DO SOFRIMENTO

Cada um conhece suas próprias fontes de tristeza. Todos nós as temos. Ou por motivos físicos – a feiúra, por exemplo – ou pelo abandono e solidão, desenvolvemos uma verdadeira barreira de sentimentos negativos que passam a dirigir todas as atitudes de nossa vida. Madre Teresa dizia que as doenças que afligem o ser humano de hoje não são mais a tuberculose e a lepra, mas o abandono, a solidão, a sensação de não se sentir amado. E a feiúra é um sentimento absolutamente pessoal, pois o que pode parecer defeito para nós pode passar completamente despercebido para outra pessoa. Mas são sensações que marcam a nossa vida e terminam gerando perda de auto-estima e desvalorização do ego, e com isso vem um caminhão de tristezas. Um amigo dizia: "Estou só, mas não sou só. Deus sempre está comigo. Como posso me sentir sozinho?". Feliz de quem tem fé, pois sua vida torna-se mais simples e mais saudável. A supervalorização de nossas fontes de tristeza termina gerando mágoas duradouras, e até recorremos a psicanalistas para abrandá-las.

As pequenas histórias a seguir servem de teste para você analisar suas fontes de tristeza. Após reconhecê-las, fica muito mais fácil dissipá-las.

É domingo e estou só

Durante toda a minha vida sonhei com domingos ensolarados, família reunida para o almoço, algazarra das crianças e discussões calorosas dos mais velhos sobre política e futebol. Não tive nada disso. É domingo de manhã, meu pior dia da semana, pois invariavelmente estou só. Meus filhos têm suas próprias vidas e não estou incluído nelas. Nesses dias, a saudade que sinto de minha mulher fica insuportável. Ela era o equilíbrio da família, meus filhos a respeitavam. Partiu muito cedo, sem transferir para mim o respeito e a admiração que eles tinham por ela. Por isso, e provavelmente pela minha incompetência, hoje estou completamente só, apesar das privações que passei para garantir-lhes um futuro melhor do que o meu.

Vou requentar a sopa de ontem. Esse será o meu almoço de domingo "em família"...

Mais uma vez, não fui chamado

Meu nome não emocionou os jovens selecionadores. Nada mais me surpreende. Naquela sala estávamos em dez candidatos; eu, o mais velho, mas certamente também o mais experiente. Meu currículo, em qualquer lugar do mundo considerado invejável, aqui significa apenas entulho sem importância. Minha idade sempre é o veto principal. Acham que não tenho energia para enfrentar novos desafios? Sou administrador experiente, livrei duas empresas de médio porte das cinzas, dei consultoria para empresários importantes... mas hoje não significo mais nada. O mercado mudou, eles dizem. O que valia há 10 anos, hoje não tem valor algum, afirmam. O mercado de hoje é triturador, é preciso ter coração forte e cérebro superficial. É como não ter aprendido computação na infância e ter a certeza de jamais alcançar esses sortudos da nova geração, que já nascem em cima de um computador. Eu consigo multiplicar números de quatro algarismos de memória e gravo as vinte etapas de um processo com toda a facilidade. No entanto, isso não conta, porque um computador pode fazer mais rápido e com mais eficiência. Fui substituído pela máquina e por jovens que sabem manejá-la.

Pacto suicida

Meus pais morreram em um pacto suicida quando eu tinha 3 anos. Fui criado pela minha avó, uma pessoa doce e feliz. Levei anos para entender o que acontecera com eles. E ainda mais tempo para perceber que a luta central de minha vida seria anular qualquer traço genético e procurar ser feliz. Hoje, aos 50 anos, observo que o que deveria ter sido a herança maldita de minha infância terminou sendo um grande prêmio. Obriguei-me a aprender a felicidade como se aprende a ler ou dirigir. E passei para os meus filhos os princípios positivos que regeram a minha vida. A infelicidade de meus pais despertou-me para a necessidade de minha própria felicidade.

Sou feia

Alguns de meus amigos, eu sei, me acham muito feia. Aqui em casa meus irmãos não me poupam desde que éramos crianças. "Jaburu" e "tribufu" são palavras que passei a vida toda ouvindo. Certamente, os anos piores foram os da adolescência. Vi meu corpo se remodelar de forma estranha, como se tivesse sido mal planejado. Tratei meus cabelos de todas as formas possíveis e não melhoraram em nada. Terminei me acostumando com minha feiúra.

Meu rosto é sem atrativos. Meus olhos são comuns. Quando entro nos ambientes, passo despercebida, o que é uma vantagem. Seria pior chamar atenção pelo aspecto desagradável. Aliás, o que melhor me define é a palavra "comum". Sou uma mulher comum, com um rosto comum e uma vida mais do que comum. Como não consegui seduzir pela beleza, dediquei-me a estudar, ler e meditar. Dessa forma, lá no meu íntimo, tornei-me incomum. Valorizei mais o ser do que o parecer. Adquiri conhecimento, cultura e sensibilidade, e isso compensou em muito meu aspecto externo.

Há alguns meses encontrei um rapaz também "comum". E também rico em seu interior. O resultado foi que, surpreendentemente, ele viu em mim muito além do que os olhos permitem. Ele diz que sou linda do ângulo pelo qual me admira. Fala que meus olhos são cheios de ternura, e ternura é o que ele está buscando em uma companheira. Diz que minha voz o tranqüiliza, pois minha bondade nos envolve em um círculo de afeto. Estamos apaixonados. Casamos e decidimos ter filhos lindos, como nós, não importa com quem se pareçam.

Capítulo 9

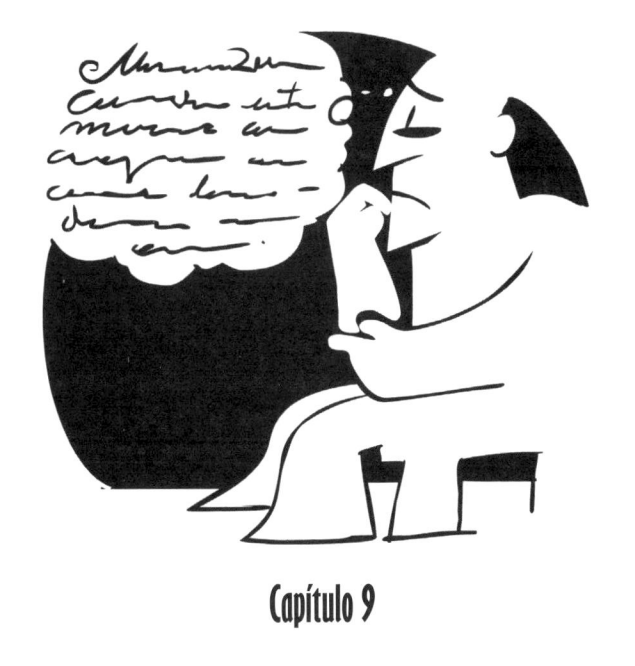

A TRISTEZA EM FRASES PARA MEDITAR

Frases sobre tristeza existem aos milhares. Reproduziremos aqui algumas delas, com o objetivo de fornecer material para meditação. Algumas são anônimas, outras têm seu autor identificado; há também frases criadas por mim. Se você conhece o autor de alguma dessas frases e ele não está identificado, perdoe-me, é puro esquecimento. O objetivo é fazer você pensar positivamente sobre a tristeza, pois conhecer o inimigo é o primeiro passo para vencê-lo.

- Às vezes os fatos mais simples são os que mais nos entristecem.
- A tristeza é um sentimento que a longo prazo te fará mais forte.
- "Alguns causam felicidade onde quer que vão; outros, quando se vão." (Oscar Wilde)
- As piores lágrimas são as da impotência.
- A tristeza é o sintoma mais comum das doenças da alma.
- Uma das maiores tristezas é a falta de esperança. Sem esperança, a vida fica sem sentido.
- A tristeza corre em minhas veias, invade minhas células, habita todo o meu corpo como um parasita. E me dá a sensação clara de que terminará me vencendo.
- Uma das maiores tristezas não é ver a morte de quem se ama. É a impotência, o sentimento de não podermos fazer nada para impedi-la.
- Há tristezas desesperadoras.
- Todos os seres vivos conhecem a tristeza e desenvolvem a habilidade de cultivá-la: as árvores murcham, os animais definham e os homens morrem de tristeza.
- "Tristeza, por favor, vá embora, é a minha alma que implora..." (Haroldo Lobo / Miltinho)
- A tristeza é a sensação de se afogar, apesar de ter todo o ar do mundo.

- Bom humor é o único tratamento disponível contra a tristeza.
- A tristeza é um excelente mecanismo de autodestruição.
- Infelizmente, tristeza, amor e solidão andam com freqüência juntos.
- A tristeza é um sentimento universal. Cultivá-la e transformá-la em doença é a atitude negativa de muitos: são 300 milhões os deprimidos no mundo de hoje.
- Oitocentos e cinqüenta mil suicídios anuais não mentem: tristeza mata.
- Tristeza é o sentimento mais explícito: geralmente está na cara!
- Solidão sem tristeza? Acho que não existe.
- Assim como felicidade não é um porto de chegada, mas uma forma de viajar, tristeza é um acidente inevitável do caminho.
- O mais triste da tristeza é que o consolo pode vir ao vermos o tamanho da tristeza dos outros.
- A tristeza esvazia o coração. A única forma de enchê-lo é cultivar a alegria.
- Se alguém tiver mil razões para chorar, descobrirá facilmente mil e uma para sorrir.
- Mais triste do que estar só é querer ficar só.
- Uma tristeza imensa é o vazio na alma deixado pela ausência de alguém.

- A mesma pessoa que te faz feliz pode causar-te grande sofrimento. Tristezas e alegrias andam de mãos dadas ao longo da vida.
- Somos todos vítimas de nossos próprios sentimentos.
- A tristeza debilita a alma, obscurece o desejo de viver, destrói a esperança.
- A tristeza mata o sonho.
- Teu sorriso não deve ser simplesmente uma fachada. Ele deve ter o brilho de tua felicidade.
- O pior da tristeza é não ter com quem dividi-la.
- Não me perguntes por que choro, porque podem ser tuas as lágrimas em meu rosto.
- Nem todo deprimido é triste. Nem todo triste é deprimido.
- Você reconhece o rosto triste que vê no espelho? Aquele é você mesmo hoje. Faça tudo para não ser você amanhã.
- Você constrói diariamente sua tristeza e sua depressão. Esse processo é mais complicado, mais doloroso do que construir a alegria.
- Construa sua alegria diariamente. É mais fácil e mais divertido. E o resultado... esse você verá com o tempo e por muito mais tempo. Pois você viverá muito mais.
- Entristecer-se é uma forma de dizer: estou vivo, mas não estou convencido disso.

- Vida é alegria. Ou ao menos deveria ser. Curtir a vida significa cantar a alegria. Para que curtir a tristeza e querer permanecer vivo? Para prolongar a agonia?

- Desista da tristeza. Ela não tem futuro. Só passado.

- Otimismo é aquela forma mágica de viver que nos faz imaginar um lindo cavalo até mesmo ao pisarmos em seu excremento.

- "Meu sofrimento está quase superando minha vontade de suportá-lo." (De um paciente)

- Sofrer é a pior forma de passar o tempo.

- A certeza da finitude de nossa vida não deve nos desmobilizar; ao contrário, deve ativar nosso cérebro para que cada momento seja realmente aproveitado.

- A loucura da vida está na certeza da morte.

- Viver na solidão não é fácil, mas mais difícil ainda é sair dela.

- "Sorria! Mesmo que o seu sorriso seja triste, pois mais triste que um sorriso triste é a tristeza de não saber sorrir." (Vinicius de Moraes)

- Os momentos mais difíceis são nossos melhores professores.

- O verdadeiro segredo da felicidade consiste em exigir muito de nós mesmos e pouco dos outros.

- "Não há nenhuma árvore que o vento não tenha sacudido." (Provérbio hindu)
- "A felicidade não é um estado a atingir, mas um modo de levar as coisas." (Margaret Runbeck)
- "Alegria dividida é alegria em dobro. Tristeza dividida é meia tristeza." (Ditado sueco)
- "A felicidade não é algo que você conquista, é algo que você faz." (Marcelene Cox)
- "O poeta é um fingidor. Finge tão completamente, que chega a fingir que é dor a dor que deveras sente." (Fernando Pessoa)
- "Desconfia da tristeza de certos poetas. É uma tristeza profissional e tão suspeita como a exuberante alegria das coristas." (Mario Quintana)
- "E de te amar assim, muito amiúde, é que um dia de repente hei de morrer de amar mais do que pude." (Vinicius de Moraes)
- Triste não é mudar de idéia. Triste é não ter idéia para mudar.
- Não deixe que a tristeza de ontem nem a incerteza de amanhã atrapalhem a beleza de hoje.
- A felicidade é um fruto que se colhe da felicidade que se semeia.
- A solidão é uma arma que mata mesmo não tendo ninguém para dispará-la.

- A tristeza pode sempre sobrevoar a sua cabeça, mas nunca a deixe fazer um ninho.
- "Aquele que se sente infeliz restringe em si mesmo a maravilhosa capacidade interna, e se torna mais infeliz por isso." (Seicho Taniguchi)
- "Toda reforma interior e toda mudança para melhor dependem exclusivamente da aplicação de nosso próprio esforço." (Kant)
- "Que as derrotas da vida não sejam motivo para tristeza. Lute, hoje e sempre, pois só assim você será um vencedor." (Anônimo)
- "Nas asas do tempo, a tristeza voa." (Jean de La Fontaine)
- "A vida só pode ser compreendida olhando para trás; mas só pode ser vivida olhando para frente." (Soren Kierkegaard)
- "Por mais frágil que um homem seja, a alegria torna-o forte." (Thomas Paine)
- "Se apenas quiséssemos ser felizes, não seria difícil. Mas nós queremos ser mais felizes do que os outros." (Montesquieu)
- A vida é feita de alegrias e tristezas, vitórias e derrotas. Não te deixes deprimir pela tristeza, nem embriagar pela alegria.
- "A vida é maravilhosa, se não se tem medo dela." (Charlie Chaplin)

- "O tempo é algo que não volta atrás; portanto, plante seu jardim e decore sua alma ao invés de esperar que alguém lhe mande flores". (William Shakespeare)
- A tristeza se cura geralmente sozinha. A depressão precisa até de remédios.
- A tristeza pode alimentar a solidão.
- A tristeza é um excelente mecanismo de autodestruição.
- Minha tristeza nasce do fundo da alma, de um lugar inatingível pelas palavras.
- Acontecimentos negativos são grandes geradores de tristeza. Uma palavra inapropriada, um gesto, uma desatenção, praticamente qualquer coisa pode gerar mal-estar, discórdia, afastamento. E muita tristeza.
- Desista da tristeza. Ela não tem futuro. Só passado.
- Uma das maiores tristezas é a da falta de esperança. Sem esperança, a vida fica sem sentido.
- "As tristezas não foram feitas para os animais, mas sim para os homens; mas se os homens as sentem demais, tornam-se animais." (Miguel de Cervantes, *Dom Quixote*)

Capítulo 10

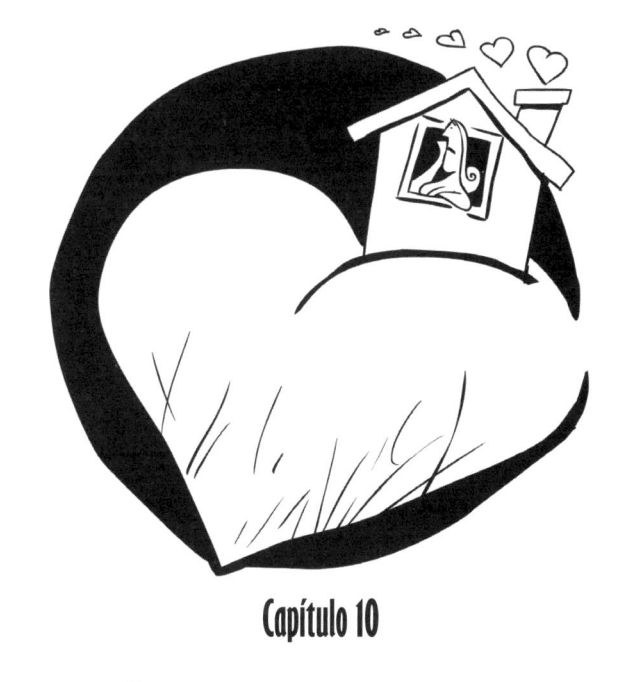

A TRISTEZA DA SAUDADE EM FRASES PARA SONHAR

A saudade é uma grande fonte de tristezas. Se você já teve saudade de alguém, certamente sabe o que estou dizendo. A saudade gera uma tristeza diferente, cheia de esperanças. Sempre imaginamos que voltaremos a encontrar o objeto de nossa saudade. E quando o perdemos para a vida, definitivamente, terminamos por incorporá-lo aos nossos sonhos. E sobrevivemos.

- "A alegria de saber que você existe me faz forte para suportar a tristeza de sua ausência." (Anônimo)
- "A ausência diminui as paixões medíocres e aumenta as grandes, assim como o vento apaga as velas, mas atiça as fogueiras." (Anônimo)
- "A ausência torna o coração mais amante." (Sexto Aurélio Propércio)
- "A casa da saudade chama-se memória: é uma cabana pequenina a um canto do coração." (Henrique Maximiliano Coelho Neto)
- "A distância pode causar saudades, mas nunca o esquecimento!" (Anônimo)
- "A saudade é a luz viva que ilumina a estrada do passado." (Anônimo)
- "A saudade é um sentimento do coração que vem da sensibilidade e não da razão." (Dom Duarte)
- "A saudade não mata, mas martiriza um sincero coração." (Anônimo)
- "A saudade precisa de distância para crescer." (Pedro Bloch)
- "A sua ausência nos causa profunda tristeza, mas relembrar as alegrias que você gerou entre nós é como se você aqui estivesse presente." (Anônimo)

- "Aquele que inventou a distância não conhecia a dor da saudade..." (Anônimo)

- "Como é bom contemplar o céu, interrogar uma estrela e pensar que ao longe, bem longe, um outro alguém contempla este mesmo céu, esta mesma estrela e murmura baixinho: 'Saudade!'." (Anônimo)

- "Debruço-me na sua ausência como se o vazio dotado fosse de ombros largos, cor, calor e pudesse me ouvir ao relento roçar o ponto mais sensível da imensa falta que você faz." (Antônio Carlos Mattos)

- "Depois de mandar-te embora foi que – cego! – percebi, que eras a felicidade que eu tinha em mãos, e perdi." (Adelmar Tavares da Silva Cavalcanti)

- "Em cada ato, um momento; em cada momento, um pensamento; em cada pensamento, uma saudade; em cada saudade, você..." (Anônimo)

- "Faça da sua ausência o bastante para que alguém sinta sua falta, mas não a prolongue demais para que esse alguém não aprenda a viver sem ti." (Anônimo)

- "Guarda estes versos que escrevi chorando como um alívio a minha saudade, como um dever do meu amor; e quando houver em ti um eco de saudade, beija estes versos que escrevi chorando." (Machado de Assis)

- "Longe de ti, o meu coração se esvai, e, aos poucos, se perde dentro de tua saudade. E fico perguntando às coisas quando chegarás... É preciso que venhas para que meu olhar se encha de luz e meu coração faça para ti uma canção de alegria..." (Anônimo)

- "Num deserto sem água, numa noite sem lua, numa terra nua, por maior que seja o desespero, nenhuma ausência é mais profunda que a tua!" (Sophia de Mello Breyner Andresen)

- "Para sempre é muito tempo. O tempo não pára! Só a saudade é que faz as coisas pararem no tempo..." (Mario Quintana)

- "Preciso de um antídoto para diminuir a saudade e só você o possui." (Anônimo)

- "Quando a saudade é demais, não cabe no peito: escorre pelos olhos." (Anônimo)

- "Quando as pessoas inventaram a distância, esqueceram que existia saudade." (Anônimo)

- "Quando uma brisa leve tocar teu rosto, não te assustes: é apenas a minha saudade que te beija em silêncio." (Anônimo)

- "Saudade: doce poema que ninguém entendeu! Vontade de ter de novo aquilo que se perdeu!" (Anônimo)

- "Saudade é a dor da ausência." (Silva Lobato)

- "Ter saudade é melhor do que caminhar sozinho." (Peninha, cantor brasileiro)

- "A saudade é a memória do coração." (Henrique Maximiliano Coelho Neto)
- "Saudade, não sei de onde veio nem para onde vai; só sei que da minha vida, sua lembrança não sai." (Anônimo)
- "Se meus suspiros pudessem a teus ouvidos chegar, verias que uma saudade é bem capaz de matar." (Trova popular)
- "Viva de maneira que sua presença não seja notada, mas que sua ausência seja sentida." (Padre Mustafa)
- "Os sofrimentos do amor devem enobrecer, não degradar." (George Sand)
- "...Não há falta na ausência. A ausência é um estar em mim. E sinto-a, branca, tão pegada, aconchegada nos meus braços, que rio e danço e invento exclamações alegres, porque a ausência assimilada, ninguém a rouba mais de mim." (Carlos Drummond de Andrade)
- O amor vem de onde menos se espera quando não se está procurando por ele. Sair à procura do amor nunca resulta na chegada do parceiro certo e só cria melancolia e infelicidade.
- "Ah o amor... que nasce não sei onde, vem não sei como e dói não sei por quê..." (Carlos Drummond de Andrade)
- "Não tema o amor. Excluí-lo da sua vida é um ato de covardia que só conduz à tristeza e ao

arrependimento. Amar sempre vale a pena." (Regina M. Azevedo)

- "Óh que saudades que eu tenho/ da aurora da minha vida/ da minha infância querida/ que os anos não trazem mais!/ Que amor, que sonhos, que flores, / naquelas tardes fagueiras/ à sombra das bananeiras/ debaixo dos laranjais." (Casimiro de Abreu, "Meus oito anos")

- "Entre todos os vocábulos não deve haver nenhum tão comovente quanto a palavra saudade. Ela traduz a lástima da ausência, a tristeza das separações, toda a escala de privação de entes ou de objetos amados; é a palavra que se grava sobre os túmulos, a mensagem que se envia aos parentes, aos amigos. É o sentimento que o exilado tem pela pátria, o marinheiro, pela família, os namorados, um pelo outro, apenas separam-se. Saudades sentimos da nossa casa, dos nossos livros, dos nossos amigos, da nossa infância, dos dias idos." (Joaquim Nabuco)

- "Saudade, saudade, palavra tão triste. E ouvi-la faz tão bem." (Antônio Nobre)

- "Para matar as saudades/ fui ver-te em ânsias, correndo.../ E eu que fui matar saudades/ vim de saudades morrendo." (Adelmar Tavares)

- "Não existe maior dor que recordar das horas felizes nos momentos de tristeza." (Dante, Inferno)

O TERRÍVEL MUNDO DA DEPRESSÃO

Capítulo 1

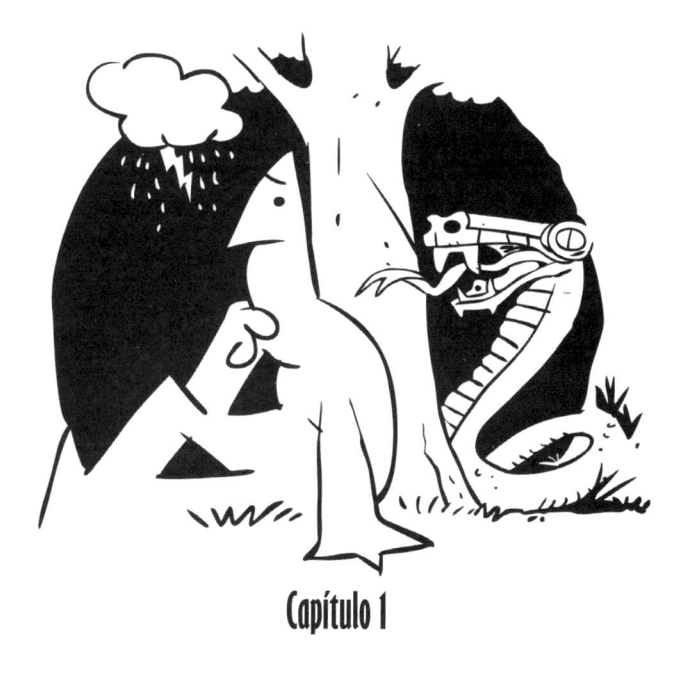

NÃO CONFUNDA DEPRESSÃO COM TRISTEZA

Definições de tristeza e depressão

Freqüentemente usamos a frase: "Hoje estou meio deprimido". Absoluto desconhecimento. Quem está deprimido sempre o está por inteiro, porque depressão é uma doença bem estabelecida. Confundimos nossas tristezas normais com depressão. Neste capítulo veremos as diferenças entre ambas.

- Tristeza todos conhecemos por experiência própria. Não há quem já não a tenha experimentado. Depressão, felizmente, só alguns de nós conhecerão. Os mais fracos? Os menos corajosos? Nada disso. A depressão ataca indiscriminadamente, como uma víbora na relva envenena a quem involuntariamente pisar sobre ela.

- A tristeza é uma reação normal e saudável a qualquer infortúnio, perda, derrota, decepção, trauma ou catástrofe.

- A perda de uma pessoa amada, de um lugar familiar e querido, ou de um emprego ou cargo é dos infortúnios mais comuns.

- Muitas vezes dizemos que estamos "deprimidos" depois da perda de um emprego ou de um ser querido. Mas na verdade estamos entristecidos. Os psiquiatras chamam a isso "reação de adaptação".

- Esses sentimentos, em geral, ocorrem nos três primeiros meses do evento e interferem em nossa qualidade de vida, mas não são incapacitantes e progressivamente passam a dissipar-se.

- Uma pessoa triste sabe o que perdeu e anseia pelo seu retorno. Provavelmente buscará ajuda e consolo em algum companheiro em quem confia.

- Em alguma parte de sua mente, acredita que com o tempo conseguirá recuperar-se, ainda que fiquem algumas marcas.

- Apesar da grande tristeza, o normal é manter a esperança. É por isso que se costuma dizer que "a esperança é a última que morre".

- Mesmo que não haja a quem recorrer, a esperança permanece. Essa é a reação de uma pessoa normal.

- Recuperar-se exclusivamente pelos seus próprios esforços às vezes é muito difícil, mas não impossível, pois suas qualidades pessoais não são afetadas pela tristeza.

- Enquanto a pessoa triste mantém seu relacionamento com os demais, a reação ainda é normal.

- Mas a perda progressiva de contato com as pessoas que constituem seu mundo pode iniciar um quadro de depressão mais severa.

- A pessoa mentalmente sadia tem capacidade de atravessar essa fase de depressão, dela saindo depois de um período não excessivamente longo, com o comportamento, os pensamentos e os sentimentos reorganizados para uma nova fase da vida.

- O tempo de duração e o grau de isolamento é que determinarão a severidade da depressão. Se forem longos e intensos, a doença está estabelecida.

- Daqui em diante, ajuda profissional está necessariamente indicada. Já é doença! E uma doença cada vez mais comum, chamada *depressão*.

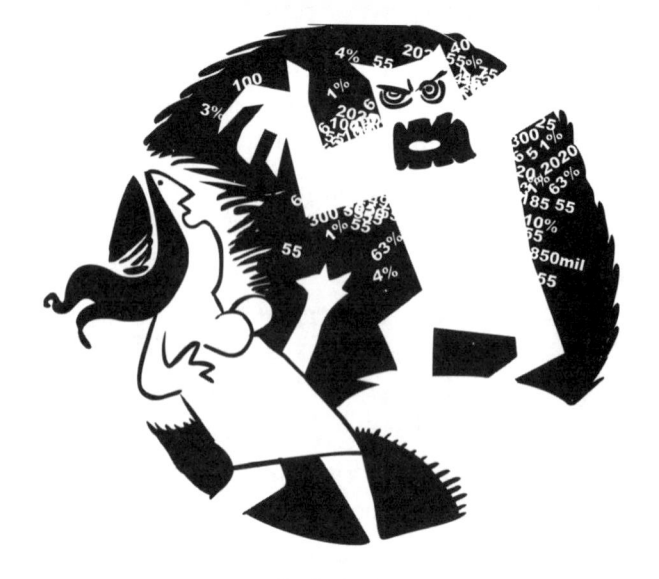

Capítulo 2

OS ASSUSTADORES NÚMEROS DA DEPRESSÃO

A depressão está se tornando um sério problema de saúde pública. Não há classe social, idade ou raça que esteja livre dela. Obviamente, há grupos mais deprimidos, com índice maior de suicídios, maior absenteísmo ao trabalho, mais doenças secundárias por ela causadas. Alguns números ilustram a importância dessa doença atualmente em ascensão em todos os países:

- Será a segunda causa de doença no mundo a partir de 2020 (segundo a Organização Mundial de Saúde). Vai perder só para o infarto e a angina.
- É duas vezes mais comum do que o diabetes.
- É três vezes mais comum do que o câncer.
- Metade dos infartados já teve ou está em plena depressão.
- É duas vezes mais comum em mulheres do que em homens
- Ao longo de suas vidas, cerca de 10% das mulheres e 4% dos homens sofrem períodos depressivos.
- Elas são mais afetadas entre os 30 e os 45 anos de idade e depois dos 65.
- A depressão ocorre em 10% dos indivíduos com mais de 65 anos anos.
- Cerca de 3% dos adolescentes se deprimem.
- Cerca de 1% das crianças tem depressão.
- Algumas profissões parecem ser mais atingidas (agricultores, médicos, dentistas e farmacêuticos).
- Ocorrem atualmente 850 mil suicídios anuais no mundo.
- Homens deprimidos se suicidam três vezes mais do que mulheres deprimidas.
- O índice mais alto de suicídios ocorre em pessoas com mais de 75 anos de idade.

Capítulo 3

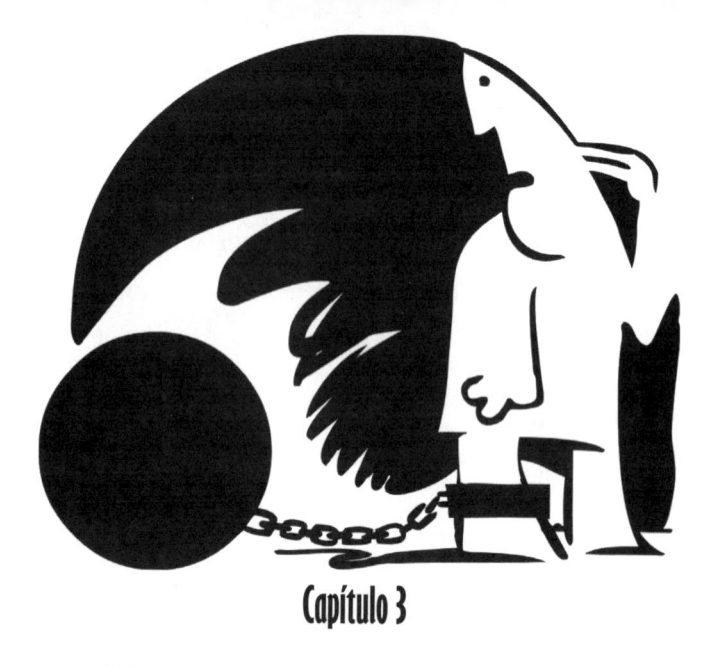

Mas, afinal, o que é depressão?

A depressão é uma doença do organismo todo, que compromete o físico, o psíquico e o espírito. (Somos constituídos de corpo, mente e espírito.) Portanto, é uma doença psicossomático-espiritual. Neste capítulo, abordaremos em mais detalhes a depressão, como ela se manifesta e quais as características das várias formas que pode assumir.

❑ A depressão altera para pior a maneira como a pessoa vê o mundo e percebe a realidade, manifesta suas emoções, seu humor e exprime o prazer de viver.

- Ela afeta a forma como a pessoa se alimenta e dorme, como se sente em relação a si própria.

- A depressão é, portanto, uma *doença*, o que é muito diferente de simplesmente estar na fossa ou com um baixo astral passageiro.

- Também não é um sinal de fraqueza, de falta de pensamentos positivos ou uma condição que possa ser superada apenas pela força de vontade ou com um pouco de esforço pessoal.

- As pessoas com doença depressiva não conseguem melhorar por conta própria, apenas com pensamentos positivos, leituras, viagens ou férias.

- Sem tratamento, os sintomas podem durar semanas, meses ou até mesmo anos. Um tratamento adequado, entretanto, pode ajudar a maioria daqueles que sofrem de depressão a abreviar e aliviar os sintomas.

- Estima-se que 17% das pessoas adultas sofram de uma doença depressiva em algum período de suas vidas. Isso representa uma em cada cinco pessoas. É muita gente!

Como se manifesta a depressão?

- O quadro da depressão é o mais variável possível, dependendo da personalidade da pessoa.

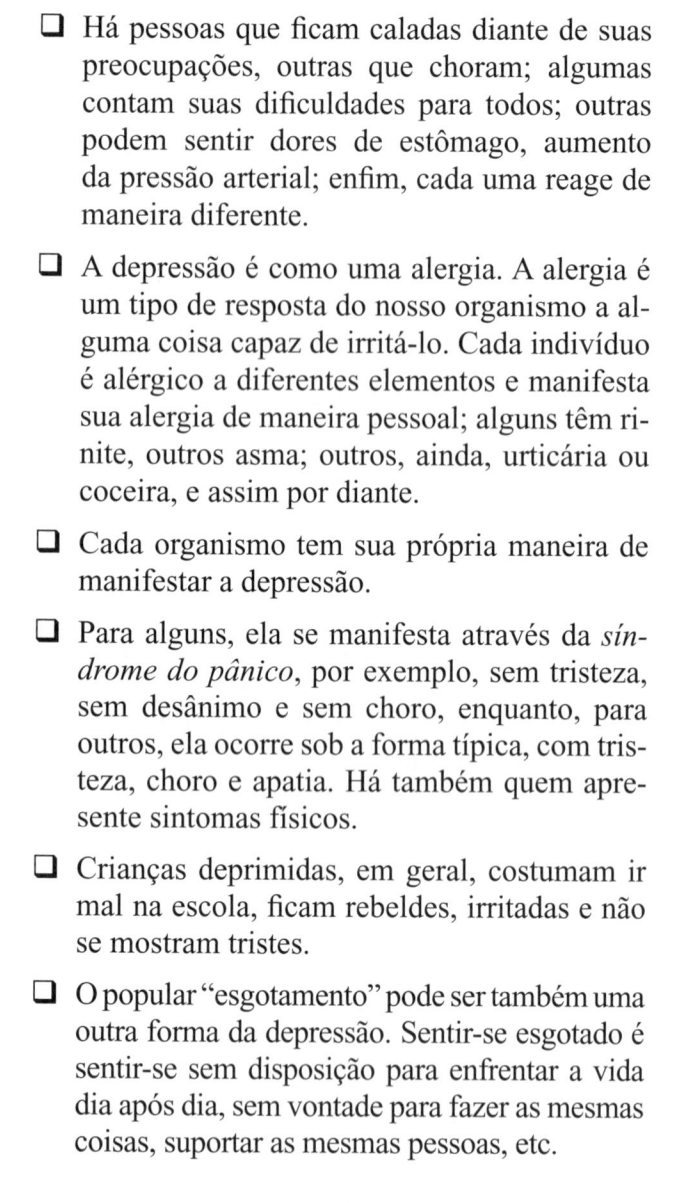

- Há pessoas que ficam caladas diante de suas preocupações, outras que choram; algumas contam suas dificuldades para todos; outras podem sentir dores de estômago, aumento da pressão arterial; enfim, cada uma reage de maneira diferente.

- A depressão é como uma alergia. A alergia é um tipo de resposta do nosso organismo a alguma coisa capaz de irritá-lo. Cada indivíduo é alérgico a diferentes elementos e manifesta sua alergia de maneira pessoal; alguns têm rinite, outros asma; outros, ainda, urticária ou coceira, e assim por diante.

- Cada organismo tem sua própria maneira de manifestar a depressão.

- Para alguns, ela se manifesta através da *síndrome do pânico*, por exemplo, sem tristeza, sem desânimo e sem choro, enquanto, para outros, ela ocorre sob a forma típica, com tristeza, choro e apatia. Há também quem apresente sintomas físicos.

- Crianças deprimidas, em geral, costumam ir mal na escola, ficam rebeldes, irritadas e não se mostram tristes.

- O popular "esgotamento" pode ser também uma outra forma da depressão. Sentir-se esgotado é sentir-se sem disposição para enfrentar a vida dia após dia, sem vontade para fazer as mesmas coisas, suportar as mesmas pessoas, etc.

- Esgotamos, por assim dizer, nossa energia.
- Na depressão falta energia para tolerar o jeito dos outros, falta ânimo para resolver qualquer problema, falta otimismo.

Existe a depressão típica e a atípica.

- A depressão típica se manifesta com todos os sintomas emocionais clássicos, tais como apatia, desinteresse, tristeza, desânimo, cansaço, indisposição, insegurança, angústia, ansiedade, irritabilidade, mau humor, etc.
- A depressão atípica é aquela que se apresenta de maneira disfarçada. Os indivíduos não admitem a doença e passam de médico em médico com sintomas os mais variados, sem aceitar o diagnóstico de depressão. Apresentam geralmente sintomas vagos, como falta de ar, palpitação, sensação de bolo na garganta, dor no peito, insônia, cansaço físico, etc.

Como é a depressão típica?

A depressão típica se apresenta através de sintomas afetivos diretamente relacionados ao humor. Pode haver angústia, acompanhada ou não de ansiedade, tristeza, desânimo, apatia, desinteresse e irritabilidade. Não é obrigatória a presença de todos esses sintomas ao mesmo tempo.

- A depressão típica é também denominada *depressão unipolar*, pois é estável, não se alterna com períodos de euforia.

- Para as pessoas deprimidas todas as atividades parecem mais cansativas, difíceis e tediosas. Há um comprometimento do ânimo geral, inclusive para as atividades que deveriam dar prazer.

- Há diminuição da memória, do poder de concentração, dificuldade para resolver problemas antes considerados fáceis e tendência a pensamentos negativos ou pessimistas.

- Há piora da qualidade do sono com conseqüente sonolência durante o dia ou preguiça mental.

- Fisicamente pode aparecer indisposição geral, apatia, sensação de peso ou pressão na cabeça e zonzeira.

- É comum também impotência sexual ou frigidez.

- Todo o organismo se debilita, podendo haver queda da imunidade e maior tendência a infecções virais ou bacterianas (herpes, gripes, resfriados, etc.).

- O infarto e o câncer podem ser precedidos pela depressão. Cinqüenta por cento dos infartados já foram deprimidos.

- Outros problemas físicos, preexistentes ou não, podem piorar durante a depressão: gastrite, diarréia ou prisão de ventre, asma brônquica, reumatismos, diabetes, hipertensão arterial, enxaquecas, labirintite, etc.

❑ A progressiva perda de interesse do deprimido típico também é um sintoma marcante. Em estado normal, nós todos estamos constantemente interessados por tudo o que ocorre ao nosso redor: notícias, informações sobre o tempo, filmes em cartaz, preços, etc. O deprimido perde progressivamente o interesse por tudo isso e se desliga, ficando indiferente em relação a notícias que antes o emocionavam.

❑ Outro sintoma marcante na depressão típica é em relação à auto-estima, ou seja, em relação ao conceito que a pessoa tem de si mesma. O deprimido sempre se vê pior do que os outros, se sente culpado e se julga péssimo, chato, incompetente, etc..

❑ Também são negativas suas perspectivas de vida, de seu futuro, as doenças que acha que terá, a pobreza que sem dúvida virá, sua curta vida pela frente e assim por diante. Além da má idéia que o depressivo faz de si, ele sofre também porque acha que os outros estão fazendo um mau juízo sobre sua pessoa.

❑ Muitas vezes, embora o deprimido não tenha coragem nem de pensar em suicídio, ele preferiria não estar vivendo a continuar sendo um morto-vivo.

❑ Outras vezes o suicídio parece ser a única saída.

Como é a depressão atípica?

Um grande número de casos de depressão se apresenta de forma atípica, ou seja, sem que a pessoa se ache deprimida e sem a grande maioria das queixas da depressão típica.

- Muitos acham que por não terem motivos para estar deprimidos, não estão com a doença. Outros consideram o diagnóstico inconveniente.

- Algumas pessoas acreditam ser obrigatório um motivo de vida para aparecer a depressão. Isso não é verdade. Ilustres homens e mulheres de sucesso demonstraram sua depressão justamente no melhor momento de suas vidas.

- Nosso tripé corpo-mente-espírito reage de forma tal que as emoções não obedecem à razão.

- A depressão pode ocorrer sem haver uma tragédia desencadeante.

- As emoções ocorrem independentes de nossa vontade. Portanto, as alterações do humor e a depressão podem aparecer mesmo depois de nos comunicarem que ganhamos a mega-sena.

- As depressões atípicas podem se manifestar predominantemente com *sintomas físicos* vagos, como falta de ar, palpitação, sensação de bolo na garganta, dor no peito, insônia, cansaço, sudorese, formigamentos, tontura, hipertensão e taquicardia; ou *psíquicos*, como ansiedade, fobias ou pânico, ou ambos.

- Até 40% dos portadores de depressão têm como manifestação principal a ansiedade. Por isso é difícil entrar em nossa cabeça que alguém ansioso, hiperativo, irritado, mas ainda muito produtivo, esteja realmente deprimido.

Outros tipos de depressão

Já vimos que a depressão pode ser típica ou atípica. No entanto, há outros tipos que devem ser conhecidos:

Transtorno bipolar – Nem sempre alegre, nem sempre triste

Com períodos alternados de depressão e mania (excitação, aceleração).

- Durante o período maníaco, o comportamento torna-se exuberante, criativo e até produtivo. Idéias grandiosas são geradas, a fala é rápida, nem sempre fazendo sentido. O pensamento torna-se rápido. Mudanças abruptas de comportamento terminam levando a períodos de depressão profunda, com todos os sintomas da depressão típica clássica.

Depressão sorridente

É um tipo de depressão atípica com alto risco de suicídio, pois o paciente se mantém calmo e sorridente, ocultando seus sintomas e negando a doença.

Depressão do inverno

Em locais com estações bem estabelecidas, durante o inverno, com poucas horas diárias de claridade solar, há grande incidência de deprimidos e até de suicídios. Nesta depressão, o sono e o apetite aumentam.

Depressão endógena

Causada por problemas biológicos do organismo, por diminuição na produção de substâncias indispensáveis para o metabolismo cerebral.

❑ É a depressão do idoso, por exemplo. Outro exemplo é o próprio transtorno bipolar. Origina-se em fatores internos do metabolismo, como falta de serotonina, adrenalina e dopamina.

Depressão exógena

Também chamada *reativa*, pois é causada por estresse externo (como perdas de emprego, divórcio, etc.).

❑ Este tipo de depressão exige não só o fato externo provocador como também condições preexistentes na pessoa.

Meus vinte anos perdidos

Há pouco, ao passar pela fábrica, fui tomado por aquele já meu conhecido sentimento de impotência. Cumprimentei a meia dúzia de sobreviventes heróicos que ainda trabalham na enorme planta quase vazia. Muito diferente do cenário de dois anos atrás: um pavilhão em pleno funcionamento, o ruído das máquinas, o movimento dos operadores em perfeita harmonia. E, principalmente, as caixas prontas para serem expedidas. Eu passava momentos felizes olhando para os destinos finais, alguns países que eu mal sabia existirem. Cidades africanas com nomes estranhos, vilarejos perdidos nos Andes, praias do Pacífico... Um pouco de mim viajava naquelas caixas. Eu me sentia útil e produtivo, ocupando meu lugar no mundo, calçando crianças que naquele mesmo momento iam à escola ostentando orgulhosamente seus sapatos novos. Eu estava fazendo a minha parte. Mais do que isso, eu era parte de tudo, sentia-me inserido no contexto mundial.

Agora aquele enorme pavilhão está quase vazio. Os bancos credores levaram as melhores máquinas. O que sobrou permite a execução de pequenos acessórios para

> **sapato, o suficiente para a empresa não morrer. Na realidade, morta já está há muito tempo, só falta ser decretada a falência, o que não deve passar deste mês. O prédio será leiloado e eu serei fato passado. Minha sensação é de absoluta impotência. Após 20 anos de trabalho, chego ao fim com pouco mais do que dispunha quando comecei. Um pouco mais do que nada. Minha família observa-me atônita, sem acreditar. Sinto ou imagino um ar de reprovação em todos os olhares. Ou será pena? Ou medo?**

❏ O protagonista dessa história fictícia tem dois caminhos. Ou procura recuperar-se com o apoio familiar e de amigos ou, se tiver a genética e outras características pessoais, vai entregar-se à mais profunda depressão, da qual provavelmente não se libertará mais.

Depressão pós-parto

Ocorre dentro de seis ou mais semanas após o parto e os sintomas são os da depressão típica.

❏ Desperta na mãe medo e raiva direcionados contra si própria ou contra o bebê, com o sentimento de impossibilidade de criá-lo adequadamente. Fadiga, irritabilidade e insônia completam o quadro. Ocorre mais em mães previamente deprimidas ou com história familiar de depressão. Ou ainda em casais desajustados e quando a gravidez é indesejada.

> **A atriz Brooke Shields teve um bebê lindo, mas imediatamente sentiu que havia algo errado. Ela mal podia tocar em seu filho. Uma profunda tristeza a dominou e a criança parecia ser a causa de tudo. Um intenso grau de rejeição foi se estabelecendo, e era o que mais doía na alma de Brooke. Meses depois, já em tratamento, quase curada, ela escreveu um livro relatando sua terrível experiência. Dois anos depois eu a vi em um restaurante em Nova York, cercada por amigos e curtindo alegremente seu novo filho, que passava de colo em colo como um verdadeiro troféu.**

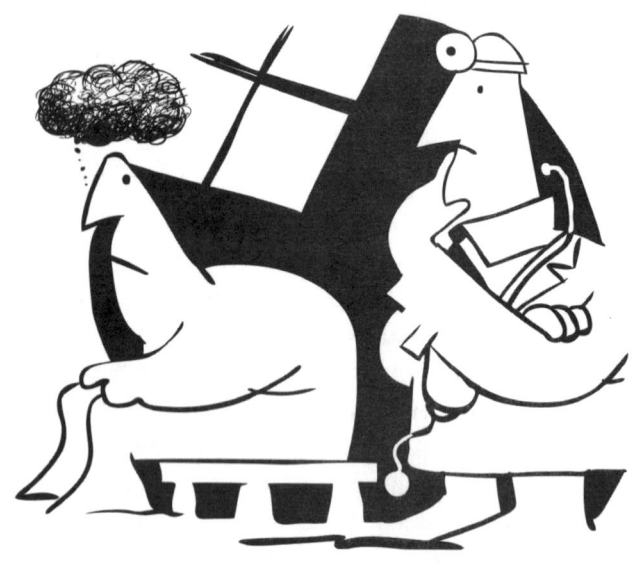

Capítulo 4

Dificuldades no diagnóstico de depressão

Como não há exame laboratorial ou de imagem que identifique um quadro depressivo, o diagnóstico é sempre complexo e depende do conhecimento e da habilidade do médico.

❑ A presença de ansiedade em casos de depressão é quase uma regra. O diagnóstico muitas vezes é confuso. A ansiedade é somente uma forma de manifestar a depressão.

- Fobias, obsessões e pânico com freqüência compõem o quadro de depressão.
- A depressão é um quadro psicológico que também coexiste com doenças físicas, o que torna ainda mais difícil o diagnóstico.
- A história recente e antiga do paciente permite diagnosticar com mais precisão a depressão atual.
- Mudanças de comportamento podem ser melhor identificadas pelos familiares do que pelos próprios pacientes.
- Mesmo quem já esteve em depressão pode não identificar uma nova crise.
- O médico clínico ou o psiquiatra são os reais responsáveis pelo diagnóstico e tratamento da depressão. Quem não for médico pode apenas especular sobre a doença, jamais diagnosticar ou tratar.
- Porém, a presença de outras doenças físicas é um poderoso gerador de depressão, como veremos a seguir.

Depressão ocorre com outras doenças

Praticamente qualquer doença pode provocar depressão. No entanto, as doenças mais importantes por sua agressividade sobre a vida humana são as que mais vêm acompanhadas ou antecedidas de depressão.

AVC   50%
Infarto   50%
Câncer   40%
Parkinson   30%
Artrites   30%

E ainda:
Alzheimer
Doenças da tireóide
Infecções
Doenças crônicas de longa duração

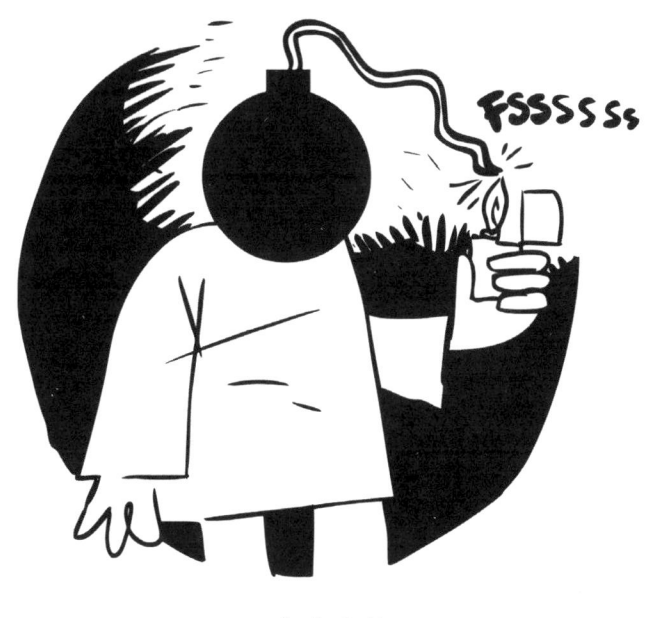

Capítulo 5

QUAIS SÃO OS SINTOMAS DE DEPRESSÃO?

Dificilmente o indivíduo deprimido se dá conta do que está acontecendo. Ele só sente que está vivendo uma grande crise da qual pode sair mortalmente ferido... Mas, o que ele sente? E qual a causa imediata desse sintoma?

CAUSA IMEDIATA	SINTOMA
Devido à negatividade	Pessimismo Perda do humor Desesperança
Devido à ansiedade	Irritabilidade Agitação Tremor das mãos Pânico
Devido à baixa auto-estima	Sentimento de culpa Perda de valor
Devido à apatia	Perda do interesse sexual Perda da libido Choro fácil
Devido à confusão	Alienação Perda da memória Perda da concentração Desorientação
Devido à perda de energia	Fadiga, cansaço Câmara lenta nas atividades Falar e caminhar devagar
Devido a mudanças no apetite	Perda do apetite Às vezes aumento Voracidade por carboidratos

Devido a mudanças do sono	Dificuldade de iniciar o sono Acordar antecipado Sono entrecortado
Devido a sentimentos suicidas	Falar na morte com freqüência Preocupação com a morte e com o suicídio
Devido a comportamento autodestrutivo	Beber demais Comer demais Dirigir perigosamente Jogar compulsivamente Gastar compulsivamente

Quando a depressão ataca?

Todos temos momentos mais vulneráveis, em que mais facilmente abrimos as portas para a depressão. Os mais comuns vêm aqui listados:

– Fim de um relacionamento;

– Morte de pessoa querida;

– Ruptura de relação com familiar;

– Perda de um bem material valioso, como falência ou incêndio de uma empresa ou da casa;

– Perda de um emprego indispensável;

– Perda da motivação por problemas na profissão;

– Doença grave de familiares queridos;

– Períodos de grande estresse;
– Inverno prolongado e chuvoso, para quem já tem tendência à depressão.

E ainda:
– Em casos de tendência depressiva genética da família;
– Em indivíduos com vida social pobre, sem amigos;
– Em indivíduos discriminados em sua sociedade;
– Em indivíduos perfeccionistas;
– Em níveis socioeconômicos mais baixos;
– Em indivíduos incapazes de confiar em outros;
– Quando há excesso de consumo de bebidas alcoólicas.

Capítulo 6

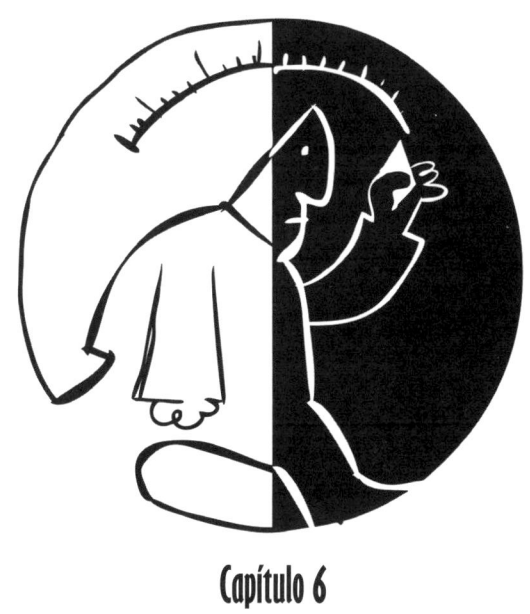

Graus de depressão

Da mania à depressão, existe um verdadeiro leque de possibilidades. O comportamento normal está no meio e o chamamos de alegre/triste, pois essa é a situação ideal de equilíbrio. O exagero em cada um desses sentimentos termina nos levando à doença.

O espectro do comportamento da excitação à depressão

```
Mania severa → Bipolaridade ← Depressão severa
      ↑                              ↑
Mania moderada              Depressão moderada
      ↖                              ↗
         Comportamento normal
            (alegre/triste)
```

Depressão psicótica x neurótica

Trata-se da forma de definir a severidade da depressão. É psicótica a depressão mais severa com alto risco de suicídio. Já a depressão neurótica é a moderada, que perturba o comportamento do paciente mas **não o impede de levar uma vida próxima do normal.**

Graus de depressão

❑ **Depressão leve** – É aquela que já apresenta os sintomas clássicos, mas ainda em grau leve, com ou sem causa definida. Deve ser diferenciada da tristeza comum com causa definida (por uma perda, por exemplo). Briga de namorados pode gerar simplesmente tristeza. Se há modificação do comportamento de um dos dois, e o surgimento de sintomas de depressão leve, deixa de ser simplesmente tristeza e briga de namorados.

- **Depressão moderada ou neurótica** – A intensidade dos sintomas já permite classificar o transtorno psiquiátrico como neurose. Já existe dificuldade de se manter vida normal, pois os sintomas de depressão estão continuamente presentes.

- **Depressão severa ou psicótica** – A intensidade dos sintomas já afasta completamente a possibilidade de vida normal e deve ser caracterizada como transtorno psiquiátrico grave, chamado psicose.

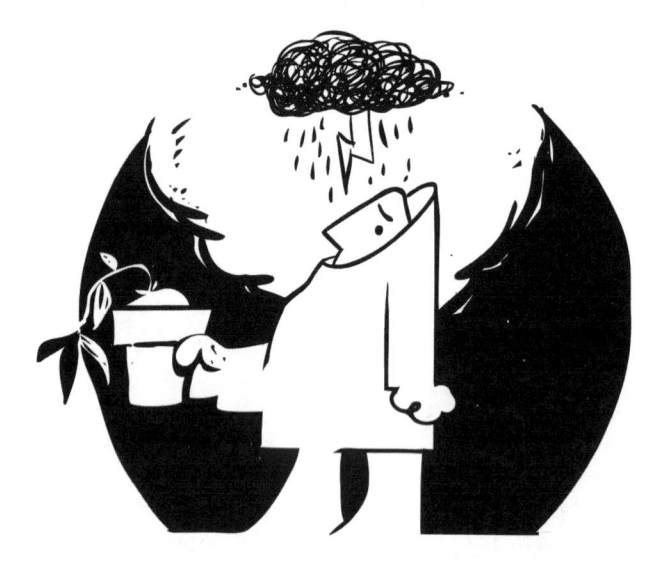

Capítulo 7

CAUSAS DE DEPRESSÃO

Muitas teorias já surgiram para explicar o que causa a depressão. A verdade é que o conhecimento sobre a doença ainda é limitado. Segundo a equação da saúde e da doença mental, há sempre quatro fatores envolvidos:

- Constituição pessoal
- Vivências infantis
- Relação com os pais e o meio ambiente imediato
- Traumas psicológicos

Teoria psicológica

Foi amplamente abandonada a tentativa de explicar a depressão como originada exclusivamente de fatos passados e de traços da personalidade.

Teoria psicológica cognitiva

Sugere que o deprimido, por ter baixa autoestima e expectativas sempre negativas em suas ações, sempre assume a postura mais negativa em cada situação da vida. Apesar de essa teoria não ser amplamente aplicável, existem inúmeros casos explicados por ela.

Teoria biológica ou metabólica

É, atualmente, a mais aceita. Sugere que a depressão é causada por uma irregularidade metabólica na produção de substâncias químicas cerebrais cuja falta afeta o comportamento. Serotonina, noradrenalina e dopamina são alguns dos elementos cuja falta parece responder ao uso de medicamentos.

Fator genético

❏ Se um gêmeo idêntico desenvolve depressão, o outro tem 50% de chances de também apresentar a doença.

- Mas se os gêmeos não são idênticos (bivitelinos), o outro tem só 25% de chance de também ser deprimido.
- Depressão pós-parto ocorre mais em famílias com casos de depressão.

Outras causas ainda não bem explicadas

- A causa da depressão do inverno é a falta da luz natural, mas não se conhece o mecanismo como se processa a depressão.
- A depressão pós-parto origina-se de uma série de fatores, como o estresse da gravidez e do parto, baixos níveis hormonais, depressão prévia, desajustes matrimoniais, etc. Também não se sabe como ela se instala no organismo.

O que já sabemos sobre depressão

- A depressão certamente é causada por muitos fatores associados não completamente conhecidos.
- Ela não tem nada a ver com traços da personalidade.
- Atitude negativa diante dos fatos da vida conduz mais facilmente à depressão.
- A causa mais provável de depressão é a falta

ou a redução da produção de algumas substâncias químicas pelo cérebro.

❑ A serotonina é uma substância produzida no cérebro responsável pelo humor, pelo apetite, pelo sono e pela atividade sexual. Nas crises de depressão há uma baixa no nível de serotonina e ocorrem distúrbio do sono, alteração do humor, ansiedade, irritabilidade e perda do desejo sexual.

❑ Os receptores existentes no cérebro para captar a serotonina, a noradrenalina e a dopamina estão funcionando menos durante a depressão, assim essas substâncias deixam de atuar e geram os sintomas.

❑ A noradrenalina regula o humor e a energia. Gera sensação de prazer.

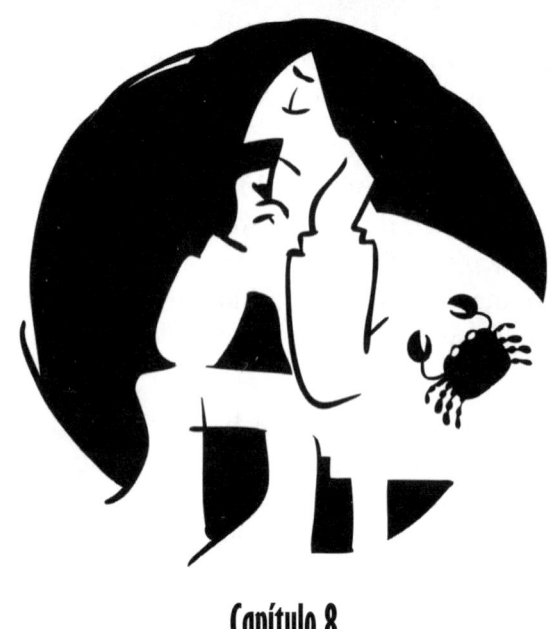

Capítulo 8

Depressão e câncer

Apesar de a doença cardíaca ser mais freqüente em deprimidos crônicos, o câncer provoca reações depressivas importantes principalmente logo após o diagnóstico ou quando há incapacidade ou dor.

Todas as doenças crônicas que envolvem risco de vida terminam facilitando a instalação de um quadro depressivo.

Temos que compreender doentes e doenças e saber acompanhá-los com a ciência e muito apoio para que suportem a carga que o acaso lhes proporcionou.

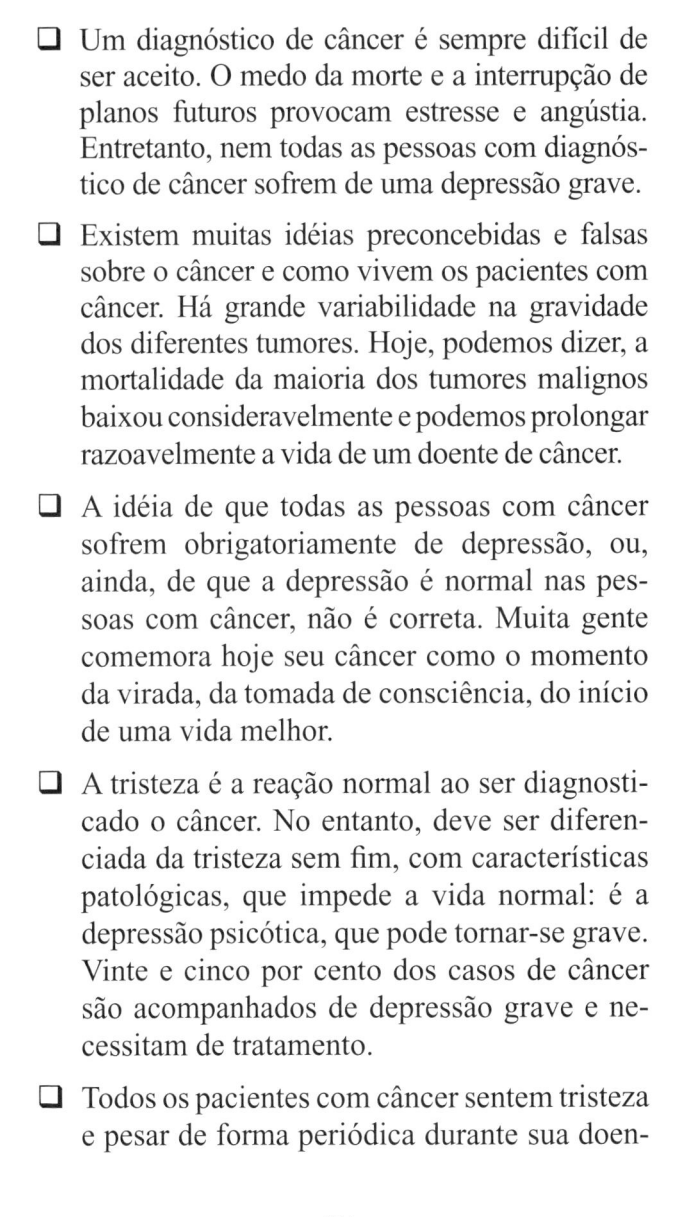

- Um diagnóstico de câncer é sempre difícil de ser aceito. O medo da morte e a interrupção de planos futuros provocam estresse e angústia. Entretanto, nem todas as pessoas com diagnóstico de câncer sofrem de uma depressão grave.

- Existem muitas idéias preconcebidas e falsas sobre o câncer e como vivem os pacientes com câncer. Há grande variabilidade na gravidade dos diferentes tumores. Hoje, podemos dizer, a mortalidade da maioria dos tumores malignos baixou consideravelmente e podemos prolongar razoavelmente a vida de um doente de câncer.

- A idéia de que todas as pessoas com câncer sofrem obrigatoriamente de depressão, ou, ainda, de que a depressão é normal nas pessoas com câncer, não é correta. Muita gente comemora hoje seu câncer como o momento da virada, da tomada de consciência, do início de uma vida melhor.

- A tristeza é a reação normal ao ser diagnosticado o câncer. No entanto, deve ser diferenciada da tristeza sem fim, com características patológicas, que impede a vida normal: é a depressão psicótica, que pode tornar-se grave. Vinte e cinco por cento dos casos de câncer são acompanhados de depressão grave e necessitam de tratamento.

- Todos os pacientes com câncer sentem tristeza e pesar de forma periódica durante sua doença, sendo as primeiras reações de descrença, medo, rejeição ou desespero.

❑ Insônia, perda de apetite, angústia e preocupação com o futuro são comuns em pacientes cancerosos.

❑ Todos lembramos com carinho dos bravos cancerosos que não se abateram diante da doença, lutando com todas as forças contra ela. Alguns venceram, outros não. Mas todos deixaram a marca de sua luta pela vida.

❑ Porém, continua o preconceito sobre a doença. Essa atitude precisa mudar, e o medo paralisante deve dar lugar a uma postura correta de prevenção.

❑ A aceitação da doença é caracterizada pela manutenção das atividades diárias e do cumprimento dos compromissos familiares ou profissionais.

❑ As pessoas que demoram muito em aceitar o diagnóstico e que perdem o interesse por suas atividades diárias podem estar sofrendo de depressão.

❑ A tristeza é uma reação comum a ser enfrentada, porém seu aprofundamento pode tornar-se depressão. Por isso é importante distinguir entre os graus normais de tristeza e a doença depressiva.

Fatos e mitos sobre o câncer

❑ São errados os seguintes preconceitos: Todas as pessoas com câncer estão deprimidas. A depressão em uma pessoa com câncer é normal. Tratamentos não ajudam contra a depressão no câncer. Todas as pessoas que têm câncer sofrem uma morte dolorosa.

❑ São fatos verdadeiros: A maioria absoluta dos cânceres é hoje curável. O otimismo é uma arma poderosa no tratamento do câncer. O pessimismo é uma mão na roda para a doença. Os antidepressivos são usados com sucesso em casos de câncer.

Fases da doença sob o ponto de vista psíquico:

❑ **1ª fase** – Pode ser relativamente breve, durando alguns dias ou semanas, e pode incluir incredulidade e rejeição à doença ou desespero. Essa resposta emocional é considerada normal e se situa dentro de um espectro de sintomas depressivos que vai, progressivamente, desde a tristeza normal até uma depressão maior.

❑ **2ª fase** – Em seguida vem um período de disforia, marcado por uma confusão emocional crescente. Durante essa fase a pessoa experimentará transtornos do sono e do apetite, ansiedade e medo do futuro.

Indicadores sugestivos da necessidade de tratamento psicológico precoce:

1. Antecedentes pessoais de depressão;
2. Pouco respaldo social ou familiar, como ser solteiro, ter poucos amigos, ambiente de trabalho solitário;
3. Crenças irracionais ou negação do diagnóstico (alguns cancerosos se recusam a acreditar em sua doença);
4. Prognóstico mais grave do tipo do câncer;
5. Maiores alterações orgânicas provocadas pelo câncer.

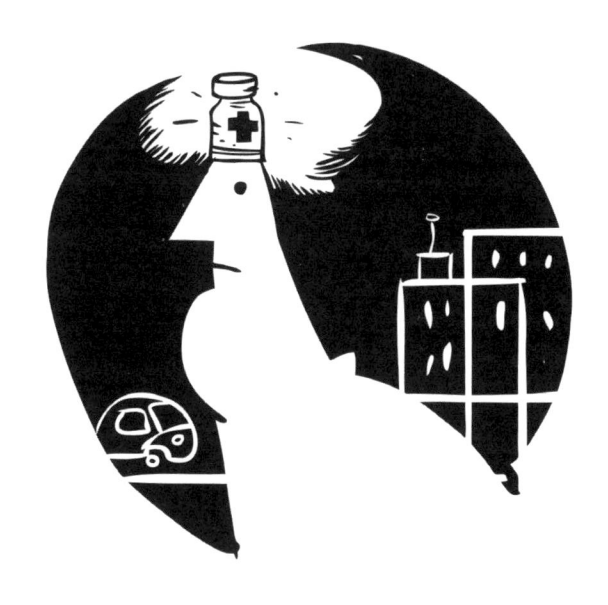

Capítulo 9

Tratando a depressão com medicamentos e outras alternativas

Existem, desde 1958, antidepressivos eficientes para o tratamento da depressão. Porém, seu uso se popularizou na última década. O número de receitas de antidepressivos aumentou de 1 milhão para 10 milhões anuais nos Estados Unidos em apenas 10 anos. Comentaremos aqui apenas os antidepressivos mais utilizados atualmente e sua forma de agir.

Antidepressivos tricíclicos

❏ Incluem a imipramina, amitriptilina, nortriptilina, clomipramina, etc.

❏ Levam de uma semana a meses para iniciar sua ação plena.

❏ Agem corrigindo os níveis de monoaminas do cérebro, que são substâncias neurotransmissoras que interferem no humor quando reduzidas.

❏ A retirada deve ser lenta e após um tratamento razoavelmente longo, para evitar recorrências.

Inibidores da MAO (Monoaminooxidase)

❏ Fenelzina e tranilcipromina são os representantes deste grupo de drogas.

❏ Eles reduzem a destruição de monoaminas, que são neurotransmissores cerebrais que estão reduzidos na depressão.

❏ Estão disponíveis desde o início da década de 1960.

❏ Seus efeitos colaterais, principalmente a queda de pressão e a interação com alimentos (vinho e peixe), são fatores limitantes para seu uso.

Inibidores da reabsorção da serotonina

❏ São os mais modernos, e também os mais conhecidos: fluoxetina (Prozac), paroxetina (Paxil), sertralina (Zoloft) e escitalopram (Lexapro).

❏ Têm menos efeitos colaterais do que os anteriores.

❏ Seu uso é necessário por longo tempo.

❏ Mais recentemente foram lançados inibidores da reabsorção da serotonina e da noradrenalina (venlafaxina – Efexor), com ação ainda mais eficiente.

❏ Todos dessa classe agem aumentando a serotonina cerebral, que costuma estar baixa na depressão.

Carbonato de lítio

❏ É mais usado em casos de depressão bipolar, que incluem fases de mania (excitação e aceleração).

❏ É um regulador de humor que leva meses para agir.

❏ Tem de ser monitorado por meio de exames de sangue porque os níveis tóxicos são muito *próximos* dos terapêuticos. O médico deve acompanhar de perto seu uso.

Outras drogas

❑ Tranqüilizantes e pílulas para dormir costumam ser associados porque a ansiedade e a insônia freqüentemente acompanham a depressão.

Efeitos colaterais dos antidepressivos

> **Inibidores da reabsorção da serotonina e da noradrenalina (fluoxetina e paroxitina)**
> Agitação, ansiedade, falta de apetite, náusea, redução da libido.
>
> **Inibidores da MAO (monoaminooxidase)**
> Tonturas, desmaio, cefaléia, hipotensão.
>
> **Antidepressivos tricíclicos (imipramina, amitriptylina)**
> Confusão, constipação, dificuldade para urinar, taquicardia, desfalecimento, sobretudo em idosos.
>
> **Derivados do lítio**
> Sede, tremor, náusea, diarréia.

Perguntas mais comuns sobre antidepressivos

1 – Que droga devo tomar?
Seu médico escolherá a mais apropriada para seu caso. Existem grandes diferenças entre elas e

cada uma tem suas próprias peculiaridades. Por exemplo: há antidepressivos que emagrecem e outros que engordam.

2 – Quanto tempo leva para agir?

Depende da dosagem, mas em duas semanas você poderá começar a sentir os resultados positivos do medicamento. Mas o segredo é esperar até seis meses pelo efeito pleno deste. Caso isso não aconteça, seu médico mudará a droga.

3 – Tenho que tomar o medicamento por toda a vida?

Se você não pretende tomar o remédio por 6 a 12 meses, nem comece. Parando após 6 meses, você pode ter até 50% de chance de retorno dos sintomas. Já se você tomar por um ano inteiro e depois parar a chance da depressão voltar é bem menor.

4 – Quais são os efeitos colaterais?

Trata-se de uma escolha baseada no balanço dos riscos e benefícios. Quem está vivendo sintomas sérios de depressão achará os efeitos colaterais um presente, ainda mais se melhorar da depressão. A tabela apresentada anteriormente resume os efeitos colaterais.

5 – Quando os sintomas melhoram, posso parar?

Após o fim dos sintomas, deve-se tomar o medicamento por pelo menos mais 6 meses para evitar a recorrência da doença.

6 – Ao primeiro sinal de reação colateral, devo suspender o uso do medicamento?

Procure primeiro identificar o sintoma e depois se comunique com seu médico. Ele julgará o risco e o benefício de manter ou suspender o medicamento.

7 – Posso parar subitamente o antidepressivo?

Não. Pare progressiva e lentamente, para evitar sintomas da retirada.

8 – Qual a maior razão para tomar antidepressivos?

O antidepressivo proporciona melhora duradoura dos sintomas de depressão.

9 – É seguro dirigir se tomo antidepressivos?

Se você não tiver efeitos colaterais, pode dirigir à vontade. Se iniciar com tonturas, agitação e confusão, é melhor aguardar o desaparecimento desses efeitos desagradáveis.

10 – Posso tomar bebidas alcoólicas com antidepressivos?

O mais lógico é cortar o consumo de álcool, porque alguns antidepressivos interagem com ele. Fale com seu médico para obter orientação. O álcool de início desinibe e estimula, porém em doses mais altas deprime. Se você já anda deprimido, o melhor é não beber.

11 – Algum alimento pode piorar a depressão?

Existe muita especulação, mas pouca comprovação. Aparentemente, o café (devido à cafeína), o açúcar e o álcool são os principais estimuladores da depressão.

12 – Posso começar o uso de antidepressivo por minha conta, comprando com a receita de um familiar?

Isto vale para qualquer medicamento: se seu familiar não for médico, não pode e não estará habilitado a receitar-lhe coisa alguma. Fale com seu médico. E lembre-se, no caso da depressão ser bipolar, o uso somente de antidepressivos pode piorar o quadro. Só o seu médico pode identificá-la.

Alternativas no tratamento da depressão
Tratando a depressão sem medicamentos

- ❑ Em primeiro lugar, saiba que os antidepressivos são o padrão de tratamento atual. Não há substitutos.
- ❑ Você pode complementar com outros procedimentos, mas sem substituir os medicamentos.
- ❑ A psicoterapia, em suas várias modalidades, é um importante apoio ao tratamento.
- ❑ O exercício físico, como caminhar e nadar, é eficiente e fácil de ser mantido como rotina.

- Terapia ocupacional em todas as suas modalidades, mas principalmente trabalhos leves com esforço braçal (jardinagem, por exemplo), é de grande valia.

- A hospitalização às vezes é necessária para tratamento mais intensivo, ou para prevenir suicídio, ou quando estão indicados eletrochoques.

- Ainda se usa eletrochoque? Sim, em casos severos, em pacientes hospitalizados com alto risco de suicídio ou com sintomas psicóticos.

- Mas o que é eletrochoque e qual o seu efeito? Com o paciente anestesiado e com os músculos relaxados por medicamentos, é passada uma corrente elétrica pelo cérebro com o objetivo de "despolarizá-lo" e fazê-lo reiniciar a atividade. É o equivalente a desligar o computador e reiniciá-lo.

Dicas para você conviver melhor com sua depressão

- Tome os medicamentos que foram prescritos pelo seu médico.
- Reduza o estresse em sua vida.
- Organize sua vida financeira. Gaste menos do que ganha.
- Organize sua vida profissional. Se você tem um bom emprego, fale com seu chefe sobre

sua doença, peça-lhe paciência, pois logo você será de novo o excelente empregado que sempre foi.

- ❑ Se o seu emprego é uma das causas da sua depressão, prepare-se para mudar para outro. Mas só faça isso quando estiver melhor dos sintomas principais da depressão. Não tome decisões importantes enquanto estiver deprimido.

- ❑ Organize sua vida familiar. Peça ajuda e compreensão de todos para que essa fase passe mais rapidamente.

- ❑ Organize seus exercícios diários. Vença a preguiça.

- ❑ Conheça seus limites atuais e não os exceda.

- ❑ Interrompa tarefas que lhe causam estresse pelo menos de hora em hora, por alguns minutos.

- ❑ Interrompa suas atividades mais estressantes no fim de semana. Dedique-se a coisas mais leves.

- ❑ Quando não se sentir bem, tenha coragem de cancelar todos os compromissos do seu dia e dedique-se exclusivamente a si mesmo.

- ❑ Pratique e dedique-se a um esporte.

- ❑ Coma menos carboidratos (açúcar, doces e farináceos), pois eles aumentam a depressão.

- ❑ Não tome bebidas alcoólicas.

- Não tome café. Aparentemente a cafeína piora a depressão.
- Passeie por parques. Apanhe sol.
- Aumente seu convívio social. Aceite convites, não fique em casa.
- Vá ao cinema.
- Pergunte-se sempre: Já estive assim antes? O que fiz para sair dessa? Quais são realmente os meus problemas?
- Faça um balanço da sua vida. Em duas colunas, liste os aspectos positivos e os negativos. Mas torça sempre pelos positivos, cuja lista deve ser sempre maior.

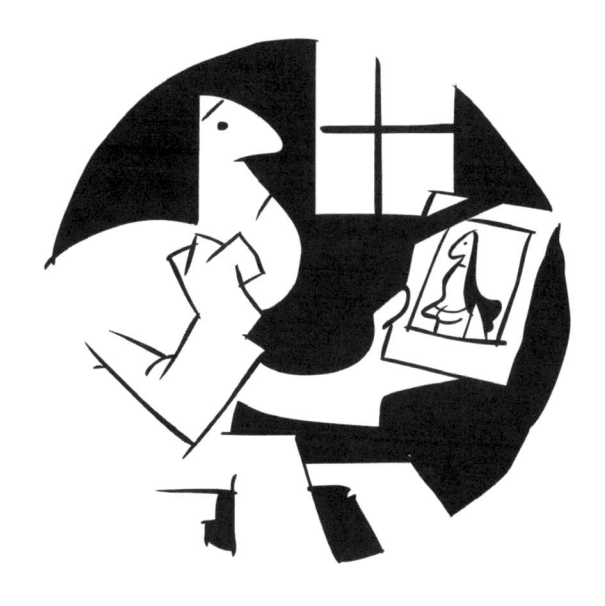

Capítulo 10

LUTO E MELANCOLIA*

"No luto, é o mundo que se torna pobre e vazio; na melancolia, é o próprio ego (a própria pessoa)." (Sigmund Freud)

❏ A melancolia tem definição imprecisa e ampla na psiquiatria, pois assume várias formas clínicas somáticas ou psíquicas difíceis de ser agrupadas.

---

* Fonte: FREUD, Sigmund. Luto e melancolia (1917). *Edição standard brasileira das obras psicológicas completas de Sigmund Freud*. Rio de Janeiro: Imago, 1976.

- ❏ A correlação entre a melancolia e o luto parece ser evidente pela semelhança de suas manifestações clínicas.
- ❏ As causas são as mesmas para ambas as condições.

Definições

- ❏ O luto é a *reação natural* à perda de um ente querido, ou a uma perda equivalente, como o país, a liberdade, o ideal, um emprego, um cargo.
- ❏ A melancolia, diante das mesmas causas, apresenta traços mentais semelhantes, porém mais *patológicos*.
- ❏ Em algumas pessoas, as mesmas influências produzem melancolia em vez de luto; por isso, suspeitamos de que elas possuem uma predisposição para a doença.
- ❏ Embora o luto envolva grande alteração de comportamento, jamais deve ser considerado como doença, e a pessoa não deve ser submetida a tratamento médico.
- ❏ O tempo de luto parece ser limitado em cada indivíduo e variável de acordo com as circunstâncias, sendo considerado sadio um período de 9 meses, o tempo de uma gestação.

❑ A extensão desse tempo começa por caracterizar uma reação patológica. Aí inicia-se a melancolia.

Traços psicológicos do luto: o luto profundo, a reação à perda de alguém que se ama, produz
- ✓ um estado de sofrimento;
- ✓ perda de interesse pelo mundo externo;
- ✓ perda da capacidade de adotar um novo objeto de amor;
- ✓ afastamento das pessoas em torno.

Porém, quando o tempo de elaboração do luto se conclui, o ego fica outra vez livre e desinibido.
- ✓ Ou seja, o luto é uma reação normal, quase que inevitável, mas passageira. A criatividade e a alegria voltam.

Traços psicológicos da melancolia:
- ✓ desânimo profundo e penoso;
- ✓ falta de interesse pelo mundo externo, indo até o completo isolamento;
- ✓ perda da capacidade de amar;
- ✓ inibição de toda e qualquer atividade;
- ✓ diminuição dos sentimentos de auto-estima a ponto de ocorrerem sentimentos de culpa, que culminam em autopunição.

❑ Frases como esta são comumente ouvidas na melancolia: "**Se eu tivesse...** prestado atenção nos sintomas, se eu tivesse levado mais rápido ao médico, etc.; **não teria acontecido... foi minha culpa...**".

Luto

- **No luto** uma há clara absorção da realidade que nos revela que o objeto amado não existe mais. A realidade se impõe.

- O luto faz um efeito dominó com todas as perdas do indivíduo. É cumulativo. Por isso, há reações desproporcionais às perdas, podendo outras experiências anteriores serem somadas. Por exemplo: indivíduos pouco ligados ao falecido que choram intensamente no velório estão, em realidade, lamentando suas próprias perdas anteriores.

- **No luto**, os sintomas são devidos à elaboração da nova situação. A inibição e a perda de interesse são plenamente explicadas pelo trabalho do luto no qual o ego é absorvido

Melancolia

- **Na melancolia** não podemos ver claramente o que foi perdido, mas pode-se dizer que existe uma perda de natureza mais ideal.

- **Na melancolia**, a perda resultará em um trabalho interno semelhante ao do luto. A diferença consiste em que a inibição do melancólico nos parece enigmática porque não podemos ver o que é que o está absorvendo tão completamente.

❑ **O melancólico** exibe ainda uma outra coisa que está ausente no luto – uma diminuição extraordinária de sua auto-estima, um empobrecimento de seu ego em grande escala.

❑ O paciente melancólico se sente desprovido de valor, incapaz de qualquer realização e moralmente desprezível; ele se repreende e se pune.

❑ Suas queixas são na verdade "queixumes", no sentido antigo da palavra. Ele não se envergonha, já que tudo de desairoso que dizem sobre ele próprio refere-se, no fundo, a outra pessoa, a que morreu. Ele foi abandonado. **O enlutado perdeu, o melancólico foi abandonado**.

❑ Os melancólicos tornam-se pessoas maçantes, dando sempre a impressão de que são desconsideradas e de que foram tratadas com grande injustiça. São indivíduos repetitivos, com um só tema: a injustiça a que foram submetidos pela perda.

❑ Sentem uma real desconsideração ou desapontamento em relação à pessoa amada, cuja morte foi "uma bola nas costas".

❑ A melancolia toma emprestados do luto alguns de seus traços. É, como o luto, uma reação à perda real de um objeto amado, mas é assinalada por algo que se acha ausente no luto normal, que a torna patológica.

❏ **A melancolia, portanto, contém algo mais do que o luto normal. Nela a relação com o objeto não é simples; ela é complicada pelo conflito da culpa e da baixa auto-estima. A pessoa não consegue se recuperar sem ajuda.**

❏ Na melancolia estabelece-se uma ambivalência clara em torno do objeto perdido, na qual sentimentos opostos de ódio e amor lutam entre si.

❏ **No luto**, é o mundo que se torna pobre e vazio; **na melancolia**, é o próprio ego (Freud).

❏ Melancolia exige ajuda e tratamento. Luto, não.

Existe luto saudável?

Um dos maiores especialistas em luto no mundo, o psiquiatra inglês Colin Murray Parkes, diz que sim. Ele trabalha em Londres no St. Christopher's Hospice, instituição destinada a pacientes fora de possibilidades terapêuticas. A seguir, algumas idéias do Dr. Parkes:

❏ Segundo ele: **"O luto é o preço que se paga pelo amor, por uma vida feliz. O luto é uma importante transição, pode ser um momento para recriar a própria história."**

- Assim, o Dr. Parkes recomenda a seus pacientes que não esqueçam, mas sigam com a boa lembrança. Ou seja, *saudade sim, tristeza não*.
- Uma das coisas que o luto ensina é que nunca perdemos as pessoas que amamos. Elas são parte de nossas vidas para sempre.
- Quando alguém diz: "Ele vive em minha memória", isso é verdade. O problema é que, no primeiro momento em que se perde alguém, sente-se que todas as coisas boas que vieram com essa pessoa se perderam também.
- Só quando a pessoa pára de tentar recuperar o que pensa que perdeu é que percebe que nunca perdeu.
- Mas a dor do luto é igual à do nascimento. É doloroso, mas algo bom vem com o sofrimento do parto: uma nova vida. Você se sente fraco, carente, mutilado, acha que tudo o que é importante foi embora. Mas talvez dois, três, quatro anos depois, vai dizer coisas como: "Estou surpreso do quanto sou forte".
- Você percebe que sobreviveu, que começou a valorizar a si mesmo e à pessoa que morreu de uma maneira nova e mais madura.
- Você pode ser muito ajudado pela linguagem de Deus: a espiritualidade. Espiritualidade é achar um sentido na vida, qualquer que seja a fé que nos leve a achar esse sentido.

- A espiritualidade, a oração, a fé, o apoio espiritual prestado por padres e pastores têm sido eficiente tratamento para o luto.

- Não há dúvida de que o luto é a experiência psicológica mais dolorosa que qualquer pessoa irá viver, e, quanto maior é o amor, maior é essa dor. O luto é um preço que temos de pagar pelos momentos de felicidade que tivemos.

- Algumas pessoas acham seu luto tão doloroso que ficam com medo de amar novamente. Mas sempre vale a pena.

- É possível educar para o luto. As perdas são inevitáveis na vida. Perdas que podem ser de uma boneca ou de uma pessoa. E os pais devem aproveitar essas oportunidades para ensinar as crianças a aceitar que as perdas são parte da vida.

Ajudando a criança a lidar com a morte

- A idéia de que a criança não está emocionalmente preparada para receber uma notícia de morte surge da dificuldade dos próprios adultos em aceitá-la.

- A intenção de protegê-la do sofrimento faz com que muitos adultos optem por adiar o assunto sobre a morte de um amigo ou familiar querido.

- ❑ Alguns acreditam que devem esperar o "momento certo" para dar a notícia à criança, quando o certo é não esperar.

- ❑ É importante lembrar que o simples fato de não conversar com a criança sobre a morte não vai afastá-la de sua vida.

- ❑ Por mais dolorosa que seja a verdade, nada pode ser mais prejudicial à criança do que a mais doce das mentiras.

- ❑ Quando percebe algo diferente no comportamento dos adultos e não compreende o que está acontecendo, a criança tende a fantasiar a realidade ou pode tirar suas dúvidas com pessoas que tenham uma visão diferente daquela que os pais gostariam de transmitir-lhe.

- ❑ Assim, a criança deve ser informada sobre a morte tão logo quanto possível, para que possa sentir-se segura e assistida, mesmo nos momentos mais difíceis.

Como contar?

- ❑ A notícia deve ser dada de forma direta e em linguagem simples. Não é preciso esconder sua dor ou segurar as lágrimas. Vendo você sofrer, a criança aprende a exteriorizar e entender a sua própria dor.

- Não se preocupe em dar explicações complexas, além da sua compreensão. Responda às perguntas dela à medida que forem surgindo.

- A criança poderá ter muitas dúvidas sobre a morte, que variam de acordo com sua faixa etária e seu grau de maturidade.

- Crianças em idade pré-escolar geralmente ainda não têm idéia de finitude e não entendem a morte como um fato irreversível.

- Ao receber a notícia de que o titio morreu, é possível que uma criança pergunte quando ele vai voltar. Se isso ocorrer, não se preocupe, diga-lhe que as pessoas que morrem não voltam.

- Desfaça as fantasias que a criança possa ter. Não foi ela que causou a morte com suas desobediências.

- Faça com que a criança tenha certeza de que nada do que ela possa ter feito ou pensado poderia provocar a morte daquele ente querido.

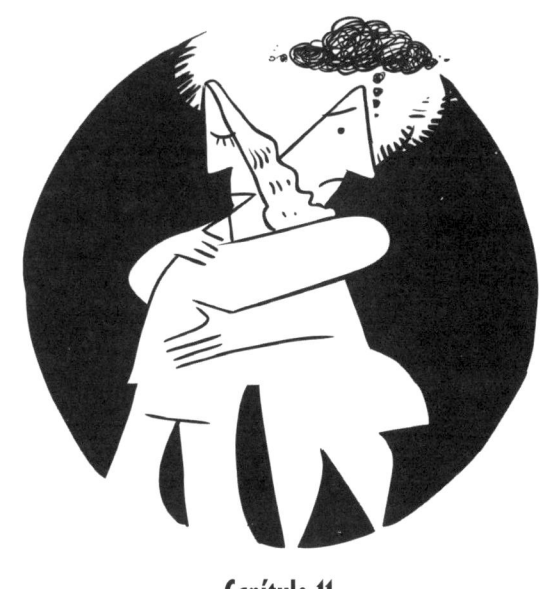

Capítulo 11

A DIFÍCIL CONVIVÊNCIA COM O DEPRIMIDO

- ❑ Não é nada fácil conviver 24 horas por dia com uma pessoa deprimida.
- ❑ Muitos relacionamentos se interrompem justamente quando o deprimido mais precisa de apoio e afeto.
- ❑ O amor é o ingrediente principal para a superação dessa fase.
- ❑ Se você está achando difícil acompanhar seu parceiro nessa fase, lembre-se de que essa é uma doença curável e após a recuperação melhores dias virão.

- Ajude seu parceiro estimulando-o a manter seus exercícios, tomar seus remédios, cumprir sua agenda de consultas e compromissos e reduzindo todas as causas de estresse que estiverem a seu alcance.
- Não demonstre irritação com a doença. Tenha paciência! Ela passará.
- Seja um verdadeiro parceiro nas questões sexuais. A perda da libido durante a depressão também é temporária.
- A irritabilidade, a ansiedade e o pânico estão presentes na depressão. Não se assuste. Eles também são passageiros, pois são manifestações da doença.
- Faça planos para o futuro com seu parceiro. Revisem juntos seus planos periodicamente para manter acesa a chama de um futuro saudável e feliz.
- Família unida em torno do deprimido é o melhor tratamento complementar.
- Espiritualidade levada a sério é medicina complementar da melhor qualidade.
- Reze pedindo mais saúde e agradecendo pelos avanços já ocorridos no tratamento.

EMBARCANDO A FELICIDADE

Capítulo 1

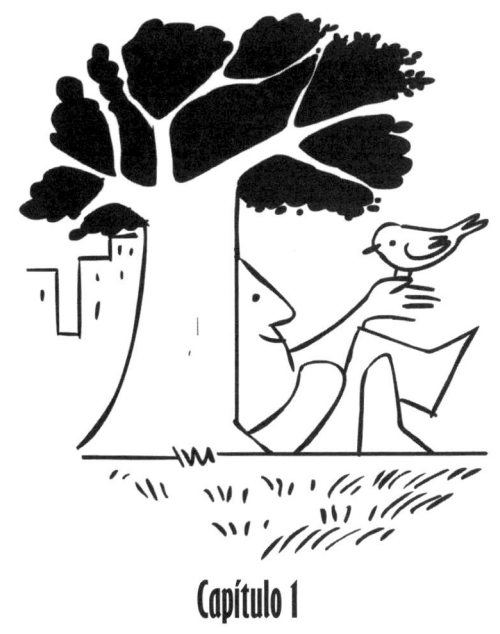

O CAMINHO PARA A FELICIDADE PASSA PELA SERENIDADE

❏ Ao contrário do que se imagina, a alegria e a felicidade ocupam menos lugar na mídia do que os seus opostos.

❏ Às vezes eu penso que o inverso da tristeza não é a alegria ou a felicidade, mas a serenidade. Alegria e felicidade são prêmios muito maiores a serem buscados continuamente com empenho. Serenidade é o estado contínuo de paz sem sofrimento. Muito próxima de nós, quase uma forma de viver, a serenidade é o primeiro passo para ser feliz.

❑ Saltar da tristeza para a alegria é uma doença, não uma solução. Podemos chamá-la de "bipolaridade". Sair da tristeza para a serenidade é o verdadeiro caminho da paz de espírito. E da busca da felicidade.

❑ A serenidade é o descanso do guerreiro que já foi triste. A alegria vem depois como um prêmio, fruto da serenidade.

❑ A serenidade restitui o equilíbrio que a tristeza nos tirou. O indivíduo sereno sabe que o equilíbrio pode ser instável, e que devemos lutar por ele, buscá-lo em cada minuto. Serenidade, paz e equilíbrio são sinônimos.

❑ A tristeza escraviza a alma. A serenidade é a alma de férias.

Mas, o que é felicidade?

Foi perguntado a 40 mil pessoas qual era seu maior objetivo na vida. Mais de 38 mil afirmaram que era a felicidade. A pergunta seguinte era: "E o que é felicidade para você?". Surpresa! Menos de 1% sabia definir felicidade e o significado pessoal de ser feliz.

Capítulo 2

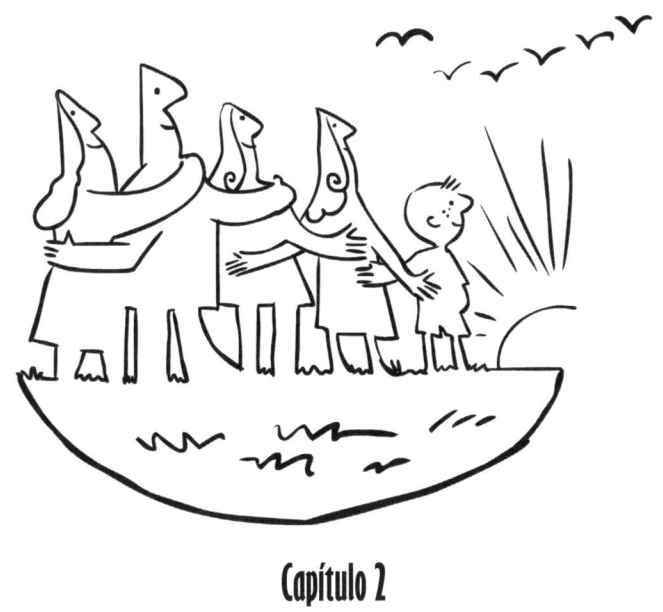

A HISTÓRIA DA FELICIDADE

Meu nome é Felicidade. Sou alegre e festiva, gosto de comemorar. Faço parte da vida daqueles que têm amigos, pois ter amigos é ser feliz! Participo de inúmeros grupos solidários que se preocupam com os menos afortunados. Todos que me conhecem sabem que meu nome rima com solidariedade. Faço parte da vida daqueles que amam e dos que curtem o dia de hoje achando-o uma dádiva, e por isso é chamado de presente.

Sou casada. Você não sabia que eu, Felicidade, casei com o Tempo? Meu marido é fantástico, ele cura feridas e mágoas, faz esquecer a tristeza.

Por isso, todos que nos conhecem dizem: "O tempo é o melhor remédio".

Temos três filhos: a Amizade, a Sabedoria e o Amor. Sempre recomendamos que os três sejam inseparáveis. Que andem sempre juntos. A Sabedoria, nossa filha mais velha, é muito apegada ao pai. A Sabedoria e o Tempo andam sempre juntos. A Sabedoria é culta, íntegra. Uma excelente pessoa.

Nossa filha do meio é a Amizade. Sincera, alegre, jovial e muito bonita. Sempre tem um grupo de pessoas em torno de si. Sabe reunir, motivar, consolar e abrigar. É um exemplo de filha.

Nosso filho menor é o Amor. Esse nos dá muito trabalho! É teimoso e apaixona-se facilmente, muitas vezes pela pessoa errada. Seus casos amorosos deixam marcas profundas... Felizmente, seu pai, o Tempo, sai fechando todas as feridas que o Amor abriu. Nós esperamos que um dia ele nos traga uma "princesa" para morar conosco. E vivam felizes os dois por muitíssimos anos.

Meu nome é Felicidade e esta é a minha família. Tenho sobrinhos queridos como a Solidariedade, o Altruísmo e o Otimismo, todos filhos de minha irmã, a Alegria.

O Tempo é o melhor conselheiro de toda família. Às vezes dá a sensação de já conhecer o futuro.

Eu, a Felicidade, estou sempre presente, mas passo despercebida. Meus filhos e sobrinhos são ótimos. Procuramos sempre estar juntos, e conviver muito. Quando por um artifício da sorte eu desapareço da vista deles, todos saem à minha procura, o que me surpreende muito, pois em momento nenhum eu deixo de levá-los em minhas asas.

(Texto de autor desconhecido, adaptado por mim.)

Capítulo 3

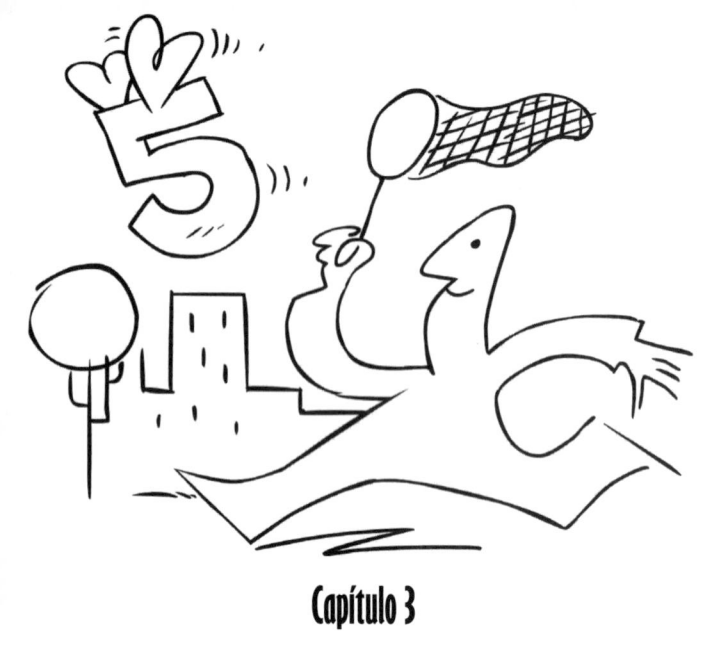

OS CINCO FATORES QUE AFETAM A FELICIDADE

Uma extensa investigação feita pela Universidade de Columbia (Nova York) abordou 90 mil pessoas em 46 países, buscando estabelecer o quão felizes e satisfeitos estavam em uma escala de 0 a 10. Depois, através de outras perguntas, foi identificada a causa de sua satisfação.

Os cinco fatores que afetam a felicidade, por ordem de importância decrescente, são:

- Relações familiares
- Situação financeira

- Trabalho
- Comunidade e amigos
- Saúde

Observem que problemas financeiros afetam menos do que problemas familiares como o divórcio. Observou-se também que indivíduos casados são mais felizes do que solteiros e separados. Amor, conforto, sexo e segurança são alguns dos ingredientes que fazem os casados viver mais.

Já o desemprego reduz não só o orçamento familiar, mas também a auto-estima e o respeito.

Amizades são importantes para a estabilidade emocional. Ser querido e admirado é condição para a felicidade. Uma das perguntas gerou uma resposta surpreendente aqui no Brasil: "Você diria que a maioria das pessoas é confiável?". Somente 5% dos brasileiros pesquisados consideram confiáveis as pessoas, contra 64% da Noruega. Isso confirma a suspeita de que o Brasil não é associativo. Temos dificuldade em conviver em grupos.

Os pesquisadores deixaram pelas ruas carteiras com algum dinheiro, nome e endereço do proprietário, como se estivessem perdidas. O índice mais alto de retorno aos proprietários foi na Escandinávia. Aqui no Brasil é melhor nem comentar os resultados.

A saúde foi o último fator por ordem de importância apontado pelas pessoas que foram pesquisadas. Porém, a saúde só passa a ser importante depois de perdida, e quem ainda não teve a experiência não conhece as conseqüências.

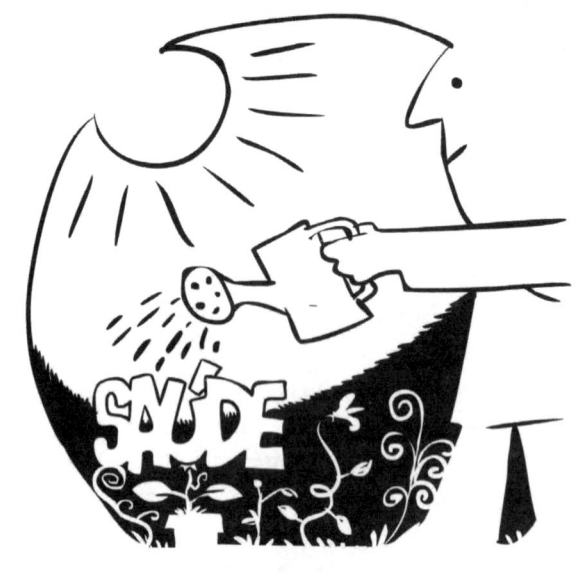

Capítulo 4

A SAÚDE COMO FONTE DE FELICIDADE

O conceito de saúde mudou, tornou-se mais amplo, envolve ausência de doença física e mental e aderiu-se a ele uma condição de saúde familiar, profissional, financeira, ambiental e espiritual.

O conceito de estilo de vida é semelhante ao de saúde por ser baseado na organização da vida pessoal, da vida familiar, financeira, profissional e espiritual, além do lazer e da alimentação. Estilo de vida é a gestão do prazer de viver organizadamente em todas as dimensões.

Podemos afirmar que estilo de vida e saúde são o mesmo fenômeno, vistos pelos mesmos ângulos.

E a felicidade? Não é justamente o que se obtém com a organização de todos os aspectos da vida humana?

E, como sabemos, pessoas felizes definitivamente vivem mais.

Por tudo isso, atrevo-me a passar a vocês a minha equação:

> **ESTILO DE VIDA**
>
> =
>
> **SAÚDE**
>
> =
>
> **FELICIDADE**
>
> =
>
> **LONGEVIDADE**

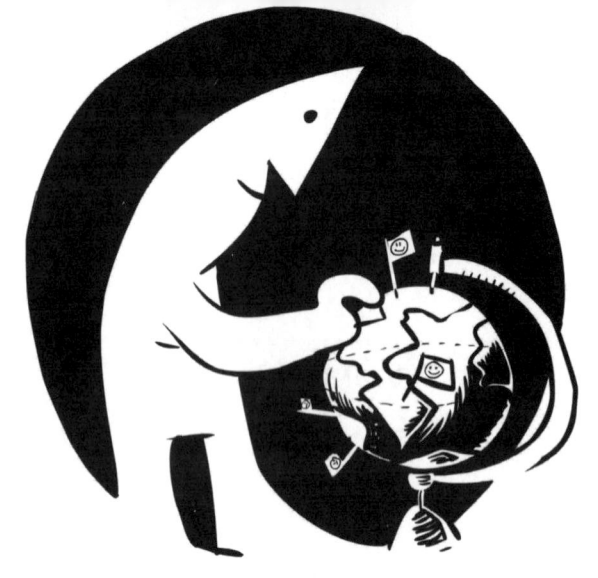

Capítulo 5

As diferenças de felicidade entre as nações

O World Values Survey foi uma pesquisa internacional que permitiu definir as causas reais da felicidade entre as nações. São seis:

- **Baixo índice de divórcio**
- **Baixa taxa de desemprego**
- **Alto nível de seriedade e confiança**
- **Alto grau de filiação a organizações não-religiosas**
- **Boa qualidade de governo**

- **Alta percentagem da população que acredita em Deus**

Os mesmos fatores que explicam a variação de felicidade entre as nações também explicam a variação na incidência de suicídios.

Capítulo 6

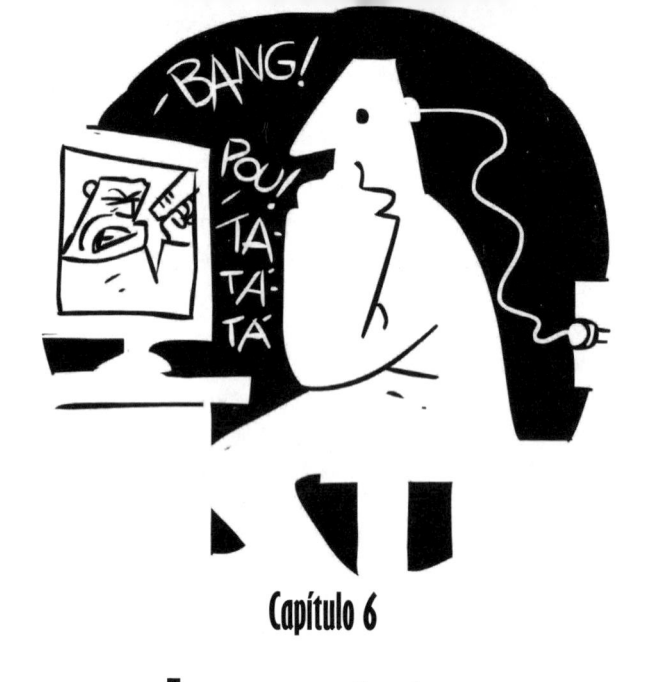

FELICIDADE NÃO É UM PRESENTE DE GREGO

O Butão é um pequeno país situado no Himalaia, que faz divisa com o Tibete e o Nepal. Nove meses de inverno assolam anualmente o Butão. Seus 3 milhões de habitantes são sofridos mas pacíficos. O Butão é um reino. Seu rei, formado em Oxford, na Inglaterra, é um homem inteligente e culto. Em 1998, ele resolveu criar um programa de estímulo à qualidade de vida. Chamou-o de Felicidade Interna Bruta para compará-lo com o Produto Interno Bruto (PIB), um marcador da economia dos países.

Seu primeiro presente para o povo foi a televisão. Não existia TV no Butão até 1998. O rei contratou o satélite e os canais de TV a cabo, os mesmos a que assistimos diariamente. Distribuiu televisores pelo país e sentiu-se satisfeito pela sua realização.

Porém, em 2003, apenas cinco anos depois, o rei cancelou o contrato do satélite e apagou os televisores. Sua explicação foi surpreendente. Não havia crimes no Butão, sua população era pacífica. Após o advento da televisão, iniciaram-se estupros, furtos, assaltos, disputas familiares. O número de delegacias teve de ser ampliado. E o rei se deu conta de que havia dado à população um autêntico presente de grego.

A felicidade interna bruta de um país pode não residir no acesso a recursos tecnológicos. Não está também vinculada à riqueza, aos recursos materiais disponíveis ou ao capital individual. A renda *per capita* não se correlaciona de nenhuma forma com a satisfação e o prazer. São linhas que se afastam. Nos Estados Unidos, onde se mede o índice de pessoas realmente felizes há mais de 50 anos, observaram-se dois fatos contundentes:

1. O índice de satisfação de vida vem se mantendo igual ao longo dos últimos 50 anos. Não houve aumento no número de pessoas felizes.

2. A renda *per capita*, ou seja, a riqueza pessoal, no mesmo período, aumentou três vezes.

Por isso, realmente podemos afirmar: dinheiro não traz felicidade.

Capítulo 7

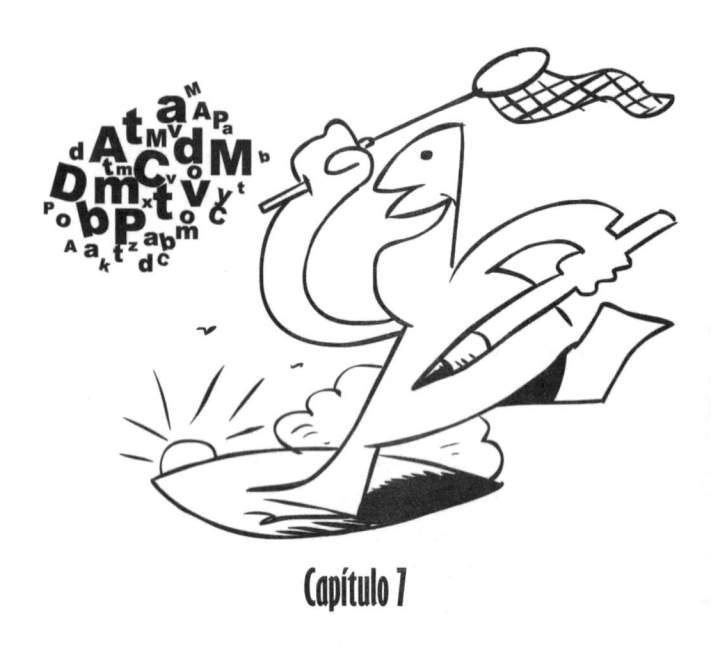

FRASES CLÁSSICAS SOBRE A FELICIDADE E SUA REAL INTERPRETAÇÃO

❏ **A maioria das pessoas é tão feliz quanto decide ser.** – Ou seja, a felicidade é uma escolha. O autor dessa frase enfrentou inúmeros problemas na vida. A infância pobre, a juventude trabalhando como lenhador, a morte precoce de sua noiva, a derrota nas eleições e após, já como presidente de seu país, uma devastadora guerra civil. Seu nome? Abraham Lincoln, reverenciado até hoje como um dos grandes personagens da história mundial. Durante um período de sua vida, Lincoln estava tão depressivo que considerou seriamente o suicídio. No entanto, escolheu ser feliz e lutou para isso. Ao ser assassinado no exercício da presidência, Lincoln vivia em paz consigo mesmo e admirado pela população de seu país.

❏ **Tenho uma grande empresa, uma casa maravilhosa, uma família que me ama, propriedades, dinheiro e, mesmo assim, não me sinto feliz.** – Essa é a revelação que inúmeras pessoas fazem aos seus médicos. Apesar de ter praticamente tudo que o mundo pode lhes oferecer, falta-lhes alegria e paz interior. O cérebro humano é complexo, ainda não localizamos o "botão da mudança" que, ao ser pressionado, leva o indivíduo a fazer as escolhas certas que lhe trarão a esperada felicidade. Cuidado! Isso pode ser uma depressão atípica se manifestando.

❏ **Eu era pobre, muito pobre. Quando ganhei na mega-sena, achei que todos os meus problemas estavam resolvidos. Na realidade, eles estavam apenas começando.** – Todos nós já assistimos na TV a testemunhos assim. Isso pode estar confirmando o velho provérbio: "Dinheiro não traz felicidade". Neste caso, pessoalmente, não concordo. O que traz a infelicidade são as escolhas erradas. Por ser inexperiente, não ter noção do valor do dinheiro e de sua fugacidade, o ganhador da mega-sena vê esboroar-se à sua frente o seu castelo dos sonhos. A "ambição do ter" causa forte cegueira ao cérebro. Indivíduos que colocam suas ambições no topo de suas escolhas são inevitavelmente mais infelizes.

❑ **Quando eu comprar um carro igual ao do meu vizinho terei, finalmente, atingido o momento mais feliz de minha vida.** – De novo, escolhas erradas. Se sua felicidade depende de um automóvel, melhor ir se suicidando logo. Sabe por quê? Quando você tiver conseguido "aquele" carro, seu vizinho já terá comprado outro ainda melhor e sua luta não terminará nunca. Esse é o "efeito inveja", muito bem descrito pelo economista inglês Richard Layar. O efeito inveja é um dos grandes motivos de frustração e infelicidade. Escolhas certas, baseadas em nossas possibilidades financeiras reais, sem levar em conta os progressos do vizinho, são a base real para uma felicidade estável e duradoura.

❑ **O maior objetivo da minha vida é a minha aposentadoria.** – Cuidado, você pode não chegar lá, pois sua escolha foi errada. Pense, ao contrário, em viver muito bem o dia de hoje. Em sentir-se realizado por ter feito com prazer todas as suas tarefas, em paz consigo mesmo por ter cumprido sua missão. E guarde seus recursos religiosamente para quando estiver aposentado. Mas nunca espere ser feliz só depois da aposentadoria.

- **Eu era feliz e não sabia.** – Essa é a frase clássica de quem não prestou atenção na própria felicidade. Não ver a felicidade passando é um erro mais comum do que se pensa. Às vezes é possível recuperá-la, outras vezes há uma cascata de erros irreversíveis. Por isso, pergunte-se diariamente: não estou deixando a felicidade passar? O que posso fazer para aumentar ainda mais o estado de felicidade em que vivo?

- **Pretendo ser feliz um dia.** – Outro erro clássico. Ou consigo ser feliz todos os dias ou não chegarei nunca à tal felicidade. Não existe o PORTO FELICIDADE ou a ESTAÇÃO FELICIDADE. Felicidade é a viagem e não a chegada, a meta final. Quem espera ser feliz um dia não o será nunca.

- **Os habitantes das nações mais ricas são mais felizes.** – Não é verdade. Como vimos anteriormente, estudos feitos nos Estados Unidos, uma das nações mais ricas do mundo, demonstram o contrário. O índice de satisfação de vida vem sendo medido há 50 anos e tem permanecido estável o número de pessoas realmente felizes e satisfeitas. Nesse mesmo período, a renda pessoal, o poder aquisitivo, aumentou três vezes. Dinheiro e felicidade não andam juntos. Facilmente confundimos conforto e opções de lazer com felicidade. Nada a ver.

- **Estou mais feliz depois que comecei a ganhar melhor.** – De novo há confusão de felicidade com conforto. Posso dizer ter melhorado minha qualidade de vida após estar ganhando melhor. Qualidade de vida tem tudo a ver com conforto, mas está longe do que compreendemos por felicidade. Alguém morando em um local distante, em uma fazenda, por exemplo, sem luz elétrica, telefone, água tratada, sem televisão ou jornal, pode ser mais feliz e viver mais tempo do que outra pessoa que disponha de tudo isso.

- **Este emprego vai terminar me matando.** – "Trabalho não mata, o que mata é a raiva do trabalho". Essa é a frase mais notória do ilustre brasileiro Adib Jatene, ex-ministro da Saúde. Não é o emprego que vai terminar me matando, mas a raiva e a infelicidade que ele está gerando em mim. Ninguém é obrigado a manter-se infeliz. O único jeito é buscar outros caminhos enquanto há tempo.

- **Se não fosse o problema financeiro eu estaria completamente feliz.** – Essa é uma verdade parcial. Há duas maneiras de ser rico: uma é ter realmente muito dinheiro. A outra é estar feliz com o que se tem. Viver dentro do orçamento é um sinal de inteligência. Não ceder aos apelos do consumo exige força de vontade. Quem não inicia uma dívida não se queixará dela.

- **Dinheiro não traz felicidade.** – De novo o dinheiro. Vamos mudar um pouco a perspectiva. Por que não posso ser feliz sendo rico? Claro que posso. É tudo uma questão de opção por um estilo de vida saudável, sem assumir o "fastio do muito" tão comum em indivíduos ricos e materializados. Posso ser rico e ter valores humanos e espirituais positivos, o que me leva à felicidade. É tudo uma questão de prevenir a contaminação pelos valores materiais negativos e suas conseqüências. É a isso que se referia Jesus Cristo quando falava que é mais fácil um camelo passar pelo buraco de uma agulha do que um rico entrar no reino dos céus.

❑ **Só posso fazer os outros felizes se eu mesmo for feliz.** – Pois a história parece ser exatamente o contrário. *Só serei feliz depois de fazer os outros felizes.* Fica cada vez mais claro que não existe felicidade individual. A felicidade é sempre um sentimento coletivo e sempre um caminho de duas mãos entre as pessoas.

❑ **Quando eu encontrar o amor, serei feliz.** – Esse é outro mito muito comum entre as pessoas. Entretanto, a verdade parece mostrar o contrário, pois só pessoas felizes encontram mais facilmente o amor estável, compensador e duradouro. A situação contrária, ser feliz após encontrar o amor, é muito mais rara. A felicidade nos prepara para o amor. Quem procura continuamente ser feliz termina por encontrar o amor.

- **Rico é um indivíduo que tem muito das mesmas coisas.** – Ouvi essa frase em algum lugar e achei-a exata. O ideal é ter um pouco de tudo e não tudo de um pouco. Felicidade está na diversidade. Com ou sem dinheiro. Por exemplo, se tenho prazer em acumular ações de empresas e enriquecer-me com elas e não tenho outras alegrias, sou na verdade muito pobre.

- **Há duas maneiras de ser rico: uma é ter realmente muito dinheiro. A outra é estar muito feliz com o que se tem, não importa quanto.** – O conceito de riqueza é completamente individual, assim como o de felicidade. Com muito pouco pode-se ser rico e feliz.

- **Eu era infeliz e não sabia.** – Alguns melancólicos pensam que nasceram assim e assim devem continuar toda a vida. Nem suspeitam de que carregam uma carga extra absolutamente desnecessária. Um dia acordam do pesadelo e decidem ser felizes. Muitas vezes necessitam de ajuda profissional para chegar à felicidade.

Capítulo 8

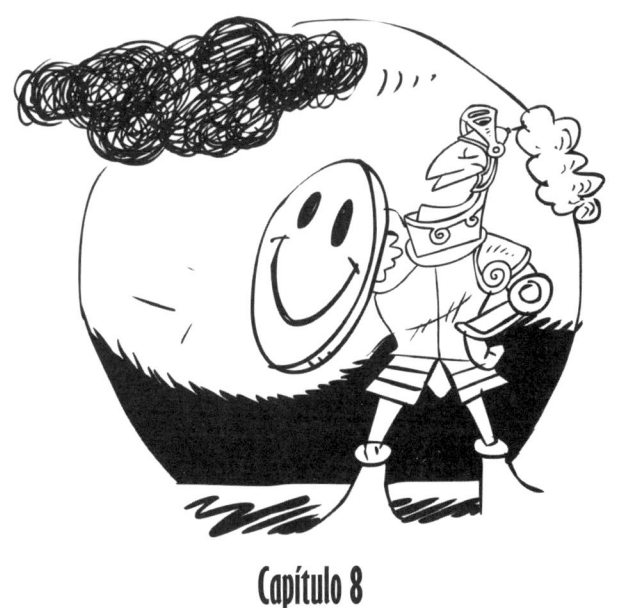

O HUMOR COMO TERAPIA — A RISOTERAPIA

- ❑ "A raça humana tem uma arma verdadeiramente efetiva, e esta arma é o riso." (Mark Twain)

- ❑ O bom humor é remédio para muita doença. Você sabia disso?

- ❑ Segundo a Dra. Judith Kupersmith, da equipe médica de Neuropsiquiatria da Universidade Técnica do Texas, o bom humor é um bloqueador natural de substâncias que interferem negativamente em nosso psiquismo e também em nosso organismo.

- O bom humor reduz a pressão sangüínea.
- Diminui os níveis de hormônios do estresse, reduzindo a ansiedade.
- Melhora as defesas, protegendo o sistema imunológico.
- Quanto mais estresse se tem, menos habilidade existe para combater as infecções.
- O humor pode bloquear a dor, aumentando a secreção de endorfinas, que são hormônios produzidos pelo organismo que atuam como analgésicos e reguladores da resposta física ao estresse.
- O riso e o bom humor também desviam a atenção do paciente do foco da dor e ajudam no relaxamento muscular, diminuindo a tensão, de tal forma que a dor é reduzida em intensidade subjetiva.
- Bom humor e exercício estão sendo utilizados por Diana Stumm, terapeuta física da Universidade de Stanford e autora do livro *Recovering from Breast Surgery*, para aliviar a dor e fortalecer pacientes que tenham sofrido cirurgias de câncer de mama.
- Talvez se possa afirmar que uma paciente terá mais chance de sobreviver a longo prazo do câncer de mama se tiver bom humor e confiança em si mesma.

- Observando os efeitos do riso por um certo período de tempo em pacientes com câncer, os investigadores puderam comparar exames de sangue e encontraram um sistema imunológico mais saudável nas pessoas que riem.

- Já existe um bom número de estudos correlacionando o riso com a saúde. Criou-se até a *risoterapia*, uma nova forma de tratamento.

- Um exemplo desses estudos é o que observou indivíduos em encontros sociais, selecionando os mais e os menos risonhos. Surpresa! Os que não riam eram justamente os portadores de maior intensidade de aterosclerose e doença nas coronárias.

- Outro estudo feito em diabéticos adultos demonstrou que uma sessão de comédia reduzia a glicose após as refeições.

- Porém, o estudo mais interessante foi feito com indivíduos submetidos a uma sessão de comédia e posteriormente a um drama. Foi estudada a circulação arterial logo após o filme ter sido apresentado. Observou-se que após a comédia havia 47% a mais de dilatação arterial, enquanto após o drama havia 47% a mais de vasoconstrição. Vasodilatação é saudável, significa relaxamento, enquanto vasoconstrição significa aumento da pressão arterial.

- Uma coisa que poucos sabem é que em 15 minutos de risadas gastamos 40 quilocalorias. Portanto, rir emagrece!

Capítulo 9

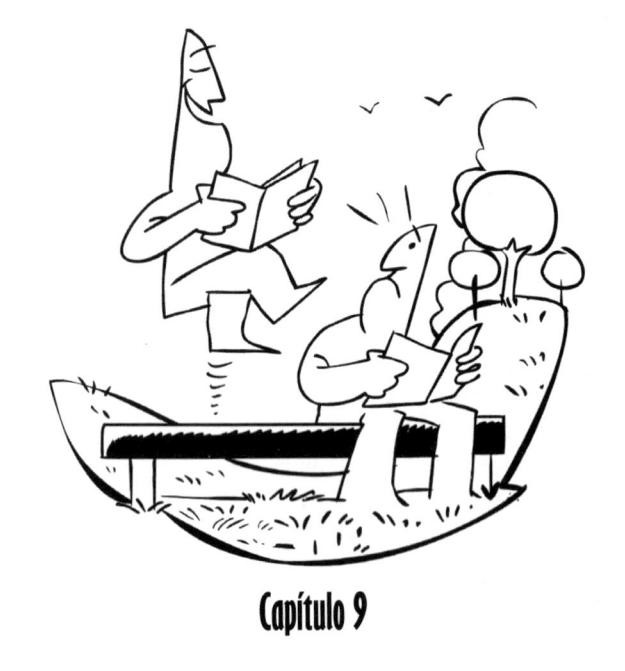

FRASES SOBRE A FELICIDADE PARA LEVANTAR O ASTRAL*

- "A felicidade é o subproduto do esforço de fazer o próximo feliz." (Greta Palmer)
- "Não há dever tão esquecido quanto o dever de ser feliz." (Robert Stevenson)

---

* Fonte: LECH, Osvandré. *Frases inteligentes para serem lembradas*. Passo Fundo: Aldeia Sul, 2001; DUAILIBI, Roberto. *Duailibi das citações*. São Paulo: Arx, 2003.

- "Felicidade é a certeza de que a nossa vida não está passando inutilmente." (Erico Verissimo)

- "Poucos são os que nunca tiveram uma oportunidade de alcançar a felicidade – e menos ainda os que aproveitaram essa oportunidade." (André Maurois)

- "Não temos o direito de conseguir felicidade sem produzi-la." (George Bernard Shaw)

- "Quem conhece a felicidade não consegue mais aceitar humildemente a tristeza." (Paulo Coelho)

- "A felicidade consiste em conhecer seus limites e aceitá-los." (Romain Rolland)

- "A busca da felicidade é pessoal, e não um modelo que possamos dar para os outros." (Paulo Coelho)

- "Um dos segredos da felicidade é não fazer de um aborrecimento uma desgraça." (Françoise Giroud)

- "Ser feliz é uma forma de ser sábio." (Jean de La Fontaine)

- "O verdadeiro segredo da felicidade consiste em exigir muito de si mesmo e pouco dos outros." (Ives Vaet)

- "A esperança é uma espécie de felicidade." (Samuel Johnson)

- "Um momento de felicidade vale mais do que mil anos de celebridade." (Voltaire)
- "Não é a nossa condição social, mas a qualidade da nossa alma que nos torna felizes." (Voltaire)
- "Não existe um caminho para a felicidade. A felicidade é o caminho." (Gandhi)
- "Se queres ser feliz amanhã, tenta hoje mesmo." (Liang Tzu)
- "A felicidade não é uma estação de chegada, mas uma maneira de viajar." (Rungeck)
- "Ficar sem alguma das coisas que você quer é parte indispensável da felicidade." (Bertrand Russell)
- "A nossa felicidade depende de nossa liberdade." (Maeterlinck)
- "Conseguir o que se deseja é triunfo. Desejar só aquilo que se tem é felicidade." (Jean Rostand)
- "Em vão buscamos ao longe a felicidade, se não plantamos nosso próprio jardim." (Santo Agostinho)
- "Uma das chaves da felicidade é sabermos apreciar as coisas que possuímos." (William Scott)
- "A felicidade é tão exigente quanto a esposa legítima." (Jean Girandoux)

- "Toda alegria é uma vitória, e uma vitória é uma vitória, por menor que seja." (Robert Browning)
- "A irmã da saúde, a alegria." (Alfred de Musset)
- "Quem é feliz não o sente/ e nunca sabe que o é!" (Afonso Lopes de Almeida)
- "Felicidade é ter o que fazer." (Aristóteles)
- "A felicidade nunca é grandiosa." (Aldous Huxley)
- "A felicidade se compõe de desgraças evitadas." (Alphonse Karr)
- "A felicidade nunca é triste nem alegre. É a felicidade." (Armand Salacrou)
- "Felicidade é boa saúde e péssima memória." (Ingrid Bergman)
- "Rir de tudo é coisa de tontos, não rir de nada é coisa de estúpido." (Erasmo de Rotterdam)
- "Ficar sem algumas das coisas que você quer é parte indispensável da felicidade." (Bertrand Russell)
- "Os que crêem no impossível são mais felizes." (Eugénie de Guérin)
- "A felicidade é uma flor que não é preciso colher." (André Maurois)
- "Tanto vale o homem quanto seu conceito de felicidade." (Arthur Graf)

- "Quanto mais felizes somos, menos atenção prestamos à nossa felicidade." (Alberto Moravia)
- "Um momento de felicidade vale mais que mil anos de celebridade." (Voltaire)
- "A felicidade é como as neblinas ligeiras: quando estamos dentro delas, não as vemos." (Amado Nervo)
- "A verdadeira felicidade custa pouco; se é cara, é de boa categoria." (François René de Chateaubriand)
- "Uma das chaves da felicidade é a falta de memória." (Rita Mae Brown)
- "Feliz o que pode conhecer as causas das coisas." (Virgílio)
- "A felicidade não passa, afinal de contas, de um certo sutil equilíbrio entre o que a gente é e o que tem." (J. H. Denison)
- "Uma das vantagens de não ser feliz é que se pode desejar a felicidade." (Miguel de Unamuno)
- "A felicidade consiste em continuar desejando o que se possui." (Santo Agostinho)
- "A felicidade odeia os tímidos." (Eugene O'Neill)
- "Nunca somos mais felizes do que quando acreditamos ser." (Legrand)

- "A felicidade é conhecer os próprios limites e amá-los." (Romain Rolland)

E agora, um momento de descontração:

- "A verdadeira felicidade está nas pequenas coisas... Um pequeno iate, um pequeno Rolex, uma pequena mansão, uma pequena fortuna..." Esta frase de autor anônimo serve unicamente como risoterapia. Rir sempre é o melhor remédio...

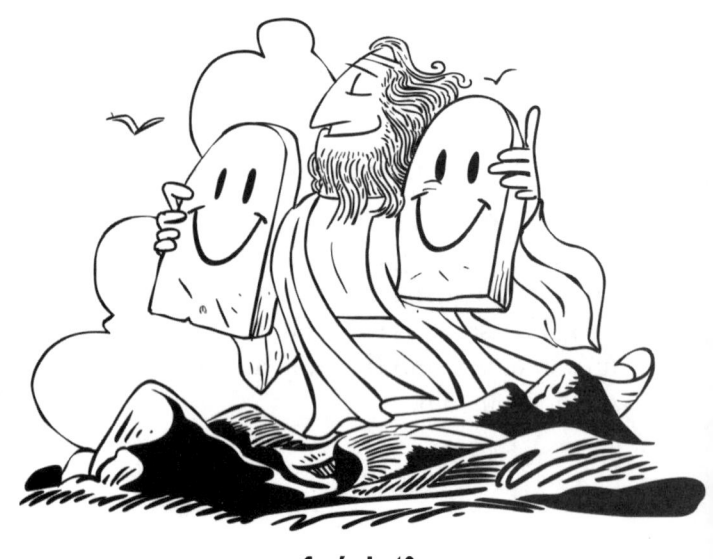

Capítulo 10

AS LEIS DO BEM-ESTAR E DA FELICIDADE

1. Só serei feliz se me preocupar com a felicidade dos que me cercam.

É uma lei ainda pouco conhecida. A felicidade nunca é egoísta, é sempre um sentimento coletivo.

2. A saúde da alma é que conduz à saúde do corpo e à felicidade.

A felicidade começa sempre pela alma e pela mente, nunca pelo corpo. O real prazer de viver é um estado de espírito insubstituível.

3. O prazer é o real motor do cérebro humano.

O prazer de viver, de sentir-se ativo e participante é o melhor caminho de apaziguamento da mente.

4. Atitude positiva é felicidade na certa.

Olhar sempre o lado positivo dos fatos é um hábito milagroso.

5. A felicidade é distribuída irregularmente entre as pessoas. Cada um tem a sua dose.

Existem pessoas que, por destino ou sorte, chame como quiser, recebem uma dose maior de prazer na vida. Não são desafiadas pela falta de dinheiro, por problemas familiares, etc. Porém, mesmo assim, às vezes têm grande dificuldade em aceitar sua dose de felicidade e se complicam abraçando tristezas desnecessárias. O segredo está em ficar muito satisfeito com a dose de felicidade que Deus, a sorte ou o destino nos deram. Seja qual for a nossa quota, sempre temos de sair em busca da felicidade para completá-la.

6. Para obter a felicidade, o sorriso é mais importante do que a beleza.

Em um estudo feito em Berkeley (Estados Unidos), foram analisadas por psicólogos as fotos de formandos da turma de 1950. Posteriormente, analisou-se a biografia desses mesmos formandos pelas cinco décadas seguintes. Surpresa! Os sorrisos espontâneos, cheios de felicidade, coincidiram com melhor desempenho e maior sucesso profissional, enquanto os sorrisos formais (tipo aeromoça da Pan Am) e os rostos sérios apresentaram menor sucesso na vida. E a beleza do rosto não se correlacionou com nada: nem com o sucesso, nem com o insucesso.

7. Todos buscamos gratificação. Os mais felizes buscam gratificações positivas.

As gratificações pessoais buscadas pelo ser humano podem ser positivas (prazer, sexo monogâmico, exercício, viagens), ou negativas (correr demais, beber, sexo poligâmico).

8. Indivíduos alegres irradiam felicidade para os demais.

Quem é aborrecido se torna emburrecido. Ao contrário, quem é alegre e simpático comunica-se bem, irradia uma onda de inteligência e felicidade.

9. Facilidade de comunicação é uma qualidade das pessoas mais felizes e de maior sucesso.

O sucesso freqüenta mais a casa dos que se comunicam bem. Graduados das universidades americanas da costa oeste que tiveram sucesso em suas profissões foram estudados detalhadamente em suas qualidades e defeitos. A qualidade mais persistente em todos foi a facilidade de comunicação.

10. O riso é ainda a melhor terapia para as doenças da alma.

Indivíduos que sabem rir de suas fragilidades, que enfrentam com bom humor suas dificuldades, têm vida mais longa. E mais feliz. A depressão inibe a imunidade e abre as portas para a doença. Rir é o melhor remédio.

11. O sonho constrói castelos reais.

Sempre nos disseram que os sonhos não constroem, ou pior, edificam, castelos no ar. Não é verdade. Os sonhadores embalam mais facilmente suas tristezas, tornando-as inconsistentes como a fumaça. Os sonhadores vencem suas dificuldades, produzindo mais sonhos. A conclusão é que só os sonhos constroem castelos reais e duradouros.

Você conhece a brincadeira dos psiquiatras?

Indivíduos normais sonham em construir castelos.

Neuróticos constroem castelos no ar.

Psicóticos moram neles.

Sonhar com castelos é muito bom. Mas nunca se sinta inclinado a morar em um castelo que você sonhou.

12. O exercício é fonte contínua de felicidade.

O que o exercício faz por você:
- ✓ Ajuda a manter o peso ou reduzi-lo.
- ✓ Melhora o humor.
- ✓ Melhora a postura.
- ✓ Alivia o estresse.

✓ Melhora sua capacidade cardiopulmonar.
  ✓ Previne infarto, angina, osteoporose, AVC, Alzheimer, etc.

- Com apenas 30 minutos por dia, 7 vezes por semana, de caminhadas na velocidade de quem está com pressa, se consegue atingir as metas acima.

- O exercício gera endorfinas (substâncias endógenas que produzem sensação de prazer e felicidade).

- O exercício é bom para a alma, o corpo e o espírito.

13. A felicidade aumenta a produtividade.

Funcionários felizes são mais criativos, mais bem-humorados, mais concentrados e produzem mais. Por isso, a felicidade faz bem tanto para o patrão quanto para o empregado.

14. TÒ TÉLOS EUDAIMÓNIA

"A finalidade (da vida) é a felicidade." (Aristóteles).

Sem comentários. Aristóteles já sabia disso. Durante milhares de anos tentaram nos fazer esquecer essa verdade. O único compromisso do ser humano é a busca da felicidade.

Melancolia é uma hemorragia na alma.

Dor psíquica ou melancolia é uma ferida na alma que não cura.

15. Dinheiro não traz felicidade.

A riqueza pessoal não se correlaciona de nenhuma forma com a satisfação e o prazer de viver.

16. Pessoas religiosas ou espiritualizadas vivem mais felizes e por mais tempo.

Nos últimos anos vem se observando que as pessoas que vivem em comunidades religiosas têm vida mais longa e maior satisfação de viver.

Em Florença há um mosteiro de monjas reclusas, bem no centro histórico da cidade. A longevidade das irmãs que lá vivem é surpreendentemente maior do que a de seus vizinhos do bairro.

17. Uma vida pessoal organizada é fonte de felicidade.

Indivíduos com vida pessoal organizada são mais pacíficos, pois têm menos imprevistos. Agenda organizada, família organizada, finanças organizadas, emprego organizado. E até vida espiritual e lazer organizados. Esse é o segredo de uma vida longa e saudável, pois a organização é o único antídoto contra o estresse.

18. Prazer no trabalho é felicidade na certa.

"Trabalho não mata. O que mata é a raiva do trabalho." (Adib Jatene)

Trabalhar com prazer é gerar felicidade para si e para toda a família. Quem faz o que gosta passará mais tempo gostando do que faz. Ou seja:

melhora a produtividade, a eficiência, a qualidade do trabalho. Melhora a satisfação pessoal em executá-lo. Já quem odeia o que faz deve mesmo mudar de emprego. Urgente! Satisfação do dever cumprido é tudo.

19. Não dever dinheiro é felicidade pura.

Quem passa a vida no negativo, devendo para os amigos, para o banco, para o patrão, etc., perde o respeito dos outros e, o que é pior, perde o respeito de si próprio.

A dívida feita de forma repetitiva condiciona a um péssimo hábito de desvalorizar o dinheiro, principalmente quando é dos outros.

Viver dentro do próprio orçamento é um dos truques para se manter feliz.

20. A felicidade é distribuída irregularmente durante o dia.

Um estudo feito na Inglaterra confirmou o que já se sabia. A satisfação pessoal oscila durante o dia. Iniciamos felizes o dia até irmos ao trabalho, onde a satisfação varia muito de pessoa a pessoa. Mas ao meio-dia, no intervalo do almoço, a satisfação sobe bastante, pois encontramos amigos e interrompemos o que consideramos trabalho sério.

Durante a tarde voltamos a ter os níveis de satisfação que o ambiente de trabalho nos dá. Mas ao se aproximar o final do expediente, ficamos progressivamente mais felizes até a hora de voltar para casa.

O segredo está em procurar satisfação e felicidade nas atividades que mais nos dão prazer. Ou substituí-las por outras, se possível. Até mudar de emprego pode ser necessário na busca da felicidade.

21. A felicidade não vem unicamente de relacionamentos amorosos.

Os relacionamentos amorosos não são os únicos responsáveis pela felicidade. A busca da felicidade permite a atuação "solo" de cada um. Às vezes, a dois, essa busca se torna mais fácil. Outras vezes, muito mais difícil. Mas a felicidade sempre tem de vir de dentro, de um território inatingível por palavras ou exemplos. Um vôo solo, como o dos monges, que na penumbra das suas celas têm momentos de absoluto regozijo. A felicidade não exige necessariamente amor carnal. O amor espiritual pode prover vôos fantásticos ao ser humano. A felicidade é o estado de espírito sem conflitos, de absoluta paz, o que nem sempre o amor carnal consegue gerar.

22. A felicidade prolonga a vida.

Em 1932, cada irmã da Escola Americana de Notre Dame (Estados Unidos) foi solicitada a escrever um ensaio autobiográfico. Os textos produzidos foram guardados por 70 anos e recentemente analisados por psicólogos que quantificaram a tendência a produzir pensamentos positivos em cada um deles de acordo com a longevidade de cada autora. Surpresa! As mais otimistas e mais animadas e esperançosas tiveram vida mais longa. A felicidade prolonga a vida!

23. A felicidade nada tem a ver com conforto.

Antes pelo contrário. Um indivíduo vivendo longe da cidade, sem os confortos da vida moderna (carro, TV, cinema) provavelmente será mais feliz do que os demais com acesso a todos os avanços da tecnologia.

24. Felicidade é ter muitos amigos confiáveis.

Não há dúvidas de que as relações sociais mantêm a nossa alegria de viver e ser felizes. Amigos estão cada vez menos disponíveis. São difíceis de achar e de manter.

25. A felicidade é uma forma de saúde. A saúde é um modo de ser feliz.

Saúde e felicidade são geradas no mesmo ninho. São pássaros que devem ser continuamente acarinhados, pois facilmente podem voar...

SOBRE O AUTOR

Nascido em Farroupilha, RS, em 1947, dr. Fernando Lucchese preparou-se desde cedo para a carreira diplomática, dedicando-se ao aprendizado de cinco idiomas, estimulado pela forte influência que exerceu sobre ele sua passagem pelo seminário na adolescência.

Sua carreira diplomática foi abandonada instantaneamente quando, no cursinho pré-vestibular para o Instituto Rio Branco (Escola de Diplomatas), tomou contato com a circulação extracorpórea apresentada durante uma aula de biologia. Lucchese deslumbrou-se com o que lhe pareceu, no início, pura ficção científica e decidiu ser cirurgião cardiovascular.

Entrou para a Faculdade de Medicina da Universidade Federal do Rio Grande do Sul, graduando-se em 1970, com 22 anos de idade.

Depois de graduado fez sua formação de cirurgião cardiovascular no Instituto de Cardiologia do Rio Grande do Sul e na Universidade do Alabama, em Birmingham, Estados Unidos.

De volta ao Brasil dedicou-se à atividade de cirurgião cardiovascular e chefe da Unidade de Pesquisa do Instituto de Cardiologia. Chegou à direção daquele Instituto, quando então, promoveu grande transformação, duplicando suas instalações e investindo em tecnologia.

Foi também nesse período que assumiu a Presidência da Fundação de Amparo à Pesquisa do Estado do Rio Grande do Sul (FAPERGS).

Depois de ser chefe do Serviço de Cardiologia do Hospital Mãe de Deus transferiu-se para a Santa Casa, onde dirige desde de 1988 o Hospital São Francisco de Cardiologia.

Lucchese reuniu, com a equipe do Instituto de Cardiologia, e posteriormente com sua própria equipe no Hospital São Francisco, uma experiência de mais de 25 mil cirurgias cardíacas e 70 transplantes do coração.

Lucchese iniciou-se no mundo editorial pela tradução de dois livros de medicina ingleses, passando à publicação de três livros de medicina que atingiram tiragem recorde, um deles publicado em inglês.

Movido pelo desejo de contribuir com a prevenção de doenças, publicou os seguintes livros para o público em geral:

Pílulas para viver melhor; *Pílulas para prolongar a juventude*; *Comer bem, sem culpa* (com Anonymus Gourmet e Iotti); *Desembarcando o diabetes*; *Viajando com saúde*; *Desembarcando o sedentarismo* (com Claudio Nogueira de Castro); *Desembarcando a hipertensão*; *Desembarcando o colesterol* (com sua filha, Fernanda Lucchese), *Dieta mediterrânea* (com Anonymus Gourmet), *Fatos & mitos sobre a sua saúde* e *Confissões & conversões*.

Os livros do dr. Lucchese venderam mais de 400 mil cópias.

Lucchese costuma invocar a ajuda de Deus em suas cirurgias, considerando-se somente um instrumento na mão Dele. Acredita que o cirurgião-cientista frio deve ser substituído pelo médico preocupado não só com a saúde do coração de seus pacientes mas também com sua vida emocional, afetiva, familiar, profissional e espiritual.

Coleção L&PM POCKET

1. **Catálogo geral da Coleção**
2. **Poesias** – Fernando Pessoa
3. **O livro dos sonetos** – org. Sergio Faraco
4. **Hamlet** – Shakespeare / trad. Millôr
5. **Isadora, frag. autobiográficos** – Isadora Duncan
6. **Histórias sicilianas** – G. Lampedusa
7. **O relato de Arthur Gordon Pym** – Edgar A. Poe
8. **A mulher mais linda da cidade** – Bukowski
9. **O fim de Montezuma** – Hernan Cortez
10. **A ninfomania** – D. T. Bienville
11. **As aventuras de Robinson Crusoé** – D. Defoe
12. **Histórias de amor** – A. Bioy Casares
13. **Armadilha mortal** – Roberto Arlt
14. **Contos de fantasmas** – Daniel Defoe
15. **Os pintores cubistas** – G. Apollinaire
16. **A morte de Ivan Ilitch** – L.Tolstói
17. **A desobediência civil** – D. H. Thoreau
18. **Liberdade, liberdade** – F. Rangel e M. Fernandes
19. **Cem sonetos de amor** – Pablo Neruda
20. **Mulheres** – Eduardo Galeano
21. **Cartas a Théo** – Van Gogh
22. **Don Juan** – Molière / Trad. Millôr Fernandes
24. **Horla** – Guy de Maupassant
25. **O caso de Charles Dexter Ward** – Lovecraft
26. **Vathek** – William Beckford
27. **Hai-Kais** – Millôr Fernandes
28. **Adeus, minha adorada** – Raymond Chandler
29. **Cartas portuguesas** – Mariana Alcoforado
30. **A mensageira das violetas** – Florbela Espanca
31. **Espumas flutuantes** – Castro Alves
32. **Dom Casmurro** – Machado de Assis
34. **Alves & Cia.** – Eça de Queiroz
35. **Uma temporada no inferno** – A. Rimbaud
36. **A corresp. de Fradique Mendes** – Eça de Queiroz
38. **Antologia poética** – Olavo Bilac
39. **O rei Lear** – Shakespeare
40. **Memórias póstumas de Brás Cubas** – Machado de Assis
41. **Que loucura!** – Woody Allen
42. **O duelo** – Casanova
44. **Gentidades** – Darcy Ribeiro
45. **Memórias de um Sargento de Milícias** – Manuel Antônio de Almeida
46. **Os escravos** – Castro Alves
47. **O desejo pego pelo rabo** – Pablo Picasso
48. **Os inimigos** – Máximo Gorki
49. **O colar de veludo** – Alexandre Dumas
50. **Livro dos bichos** – Vários
51. **Quincas Borba** – Machado de Assis
53. **O exército de um homem só** – Moacyr Scliar
54. **Frankenstein** – Mary Shelley
55. **Dom Segundo Sombra** – Ricardo Güiraldes
56. **De vagões e vagabundos** – Jack London
57. **O homem bicentenário** – Isaac Asimov
58. **A viuvinha** – José de Alencar
59. **Livro das cortesãs** – org. de Sergio Faraco
60. **Últimos poemas** – Pablo Neruda
61. **A moreninha** – Joaquim Manuel de Macedo
62. **Cinco minutos** – José de Alencar
63. **Saber envelhecer e a amizade** – Cícero
64. **Enquanto a noite não chega** – J. Guimarães
65. **Tufão** – Joseph Conrad
66. **Aurélia** – Gérard de Nerval
67. **I-Juca-Pirama** – Gonçalves Dias
68. **Fábulas** – Esopo
69. **Teresa Filósofa** – Anônimo do Séc. XVIII
70. **Avent. inéditas de Sherlock Holmes** – Arthur Conan Doyle
71. **Quintana de bolso** – Mario Quintana
72. **Antes e depois** – Paul Gauguin
73. **A morte de Olivier Bécaille** – Émile Zola
74. **Iracema** – José de Alencar
75. **Iaiá Garcia** – Machado de Assis
76. **Utopia** – Tomás Morus
77. **Sonetos para amar o amor** – Camões
78. **Carmem** – Prosper Mérimée
79. **Senhora** – José de Alencar
80. **Hagar, o horrível 1** – Dik Browne
81. **O coração das trevas** – Joseph Conrad
82. **Um estudo em vermelho** – Arthur Conan Doyle
83. **Todos os sonetos** – Augusto dos Anjos
84. **A propriedade é um roubo** – P.-J. Proudhon
85. **Drácula** – Bram Stoker
86. **O marido complacente** – Sade
87. **De profundis** – Oscar Wilde
88. **Sem plumas** – Woody Allen
89. **Os bruzundangas** – Lima Barreto
90. **O cão dos Baskervilles** – Arthur Conan Doyle
91. **Paraísos artificiais** – Charles Baudelaire
92. **Cândido, ou o otimismo** – Voltaire
93. **Triste fim de Policarpo Quaresma** – Lima Barreto
94. **Amor de perdição** – Camilo Castelo Branco
95. **A megera domada** – Shakespeare / trad. Millôr
96. **O mulato** – Aluísio Azevedo
97. **O alienista** – Machado de Assis
98. **O livro dos sonhos** – Jack Kerouac
99. **Noite na taverna** – Álvares de Azevedo
100. **Aura** – Carlos Fuentes
102. **Contos gauchescos e Lendas do sul** – Simões Lopes Neto
103. **O cortiço** – Aluísio Azevedo
104. **Marília de Dirceu** – T. A. Gonzaga
105. **O Primo Basílio** – Eça de Queiroz
106. **O ateneu** – Raul Pompéia
107. **Um escândalo na Boêmia** – Arthur Conan Doyle
108. **Contos** – Machado de Assis
109. **200 Sonetos** – Luis Vaz de Camões
110. **O príncipe** – Maquiavel
111. **A escrava Isaura** – Bernardo Guimarães
112. **O solteirão nobre** – Conan Doyle
114. **Shakespeare de A a Z** – Shakespeare
115. **A relíquia** – Eça de Queiroz
117. **Livro do corpo** – Vários
118. **Lira dos 20 anos** – Álvares de Azevedo
119. **Esaú e Jacó** – Machado de Assis
120. **A barcarola** – Pablo Neruda
121. **Os conquistadores** – Júlio Verne
122. **Contos breves** – G. Apollinaire
123. **Taipi** – Herman Melville
124. **Livro dos desaforos** – org. de Sergio Faraco

125. **A mão e a luva** – Machado de Assis
126. **Doutor Miragem** – Moacyr Scliar
127. **O penitente** – I. B. Singer
128. **Diários da descoberta da América** – Cristóvão Colombo
129. **Édipo Rei** – Sófocles
130. **Romeu e Julieta** – Shakespeare
131. **Hollywood** – Bukowski
132. **Billy the Kid** – Pat Garrett
133. **Cuca fundida** – Woody Allen
134. **O jogador** – Dostoiévski
135. **O livro da selva** – Rudyard Kipling
136. **O vale do terror** – Arthur Conan Doyle
137. **Dançar tango em Porto Alegre** – S. Faraco
138. **O gaúcho** – Carlos Reverbel
139. **A volta ao mundo em oitenta dias** – J. Verne
140. **O livro dos esnobes** – W. M. Thackeray
141. **Amor & morte em Poodle Springs** – Raymond Chandler & R. Parker
142. **As aventuras de David Balfour** – Stevenson
143. **Alice no país das maravilhas** – Lewis Carroll
144. **A ressurreição** – Machado de Assis
145. **Inimigos, uma história de amor** – I. Singer
146. **O Guarani** – José de Alencar
147. **A cidade e as serras** – Eça de Queiroz
148. **Eu e outras poesias** – Augusto dos Anjos
149. **A mulher de trinta anos** – Balzac
150. **Pomba enamorada** – Lygia F. Telles
151. **Contos fluminenses** – Machado de Assis
152. **Antes de Adão** – Jack London
153. **Intervalo amoroso** – A.Romano de Sant'Anna
154. **Memorial de Aires** – Machado de Assis
155. **Naufrágios e comentários** – Cabeza de Vaca
156. **Ubirajara** – José de Alencar
157. **Textos anarquistas** – Bakunin
159. **Amor de salvação** – Camilo Castelo Branco
160. **O gaúcho** – José de Alencar
161. **O livro das maravilhas** – Marco Polo
162. **Inocência** – Visconde de Taunay
163. **Helena** – Machado de Assis
164. **Uma estação de amor** – Horácio Quiroga
165. **Poesia reunida** – Martha Medeiros
166. **Memórias de Sherlock Holmes** – Conan Doyle
167. **A vida de Mozart** – Stendhal
168. **O primeiro terço** – Neal Cassady
169. **O mandarim** – Eça de Queiroz
170. **Um espinho de marfim** – Marina Colasanti
171. **A ilustre Casa de Ramires** – Eça de Queiroz
172. **Lucíola** – José de Alencar
173. **Antígona** – Sófocles – trad. Donaldo Schüler
174. **Otelo** – William Shakespeare
175. **Antologia** – Gregório de Matos
176. **A liberdade de imprensa** – Karl Marx
177. **Casa de pensão** – Aluísio Azevedo
178. **São Manuel Bueno, Mártir** – Unamuno
179. **Primaveras** – Casimiro de Abreu
180. **O noviço** – Martins Pena
181. **O sertanejo** – José de Alencar
182. **Eurico, o presbítero** – Alexandre Herculano
183. **O signo dos quatro** – Conan Doyle
184. **Sete anos no Tibet** – Heinrich Harrer
185. **Vagamundo** – Eduardo Galeano
186. **De repente acidentes** – Carl Solomon
187. **As minas de Salomão** – Rider Haggar
188. **Uivo** – Allen Ginsberg
189. **A ciclista solitária** – Conan Doyle
190. **Os seis bustos de Napoleão** – Conan Doyle
191. **Cortejo do divino** – Nelida Piñon
194. **Os crimes do amor** – Marquês de Sade
195. **Besame Mucho** – Mário Prata
196. **Tuareg** – Alberto Vázquez-Figueroa
197. **O longo adeus** – Raymond Chandler
199. **Notas de um velho safado** – Bukowski
200. **111 ais** – Dalton Trevisan
201. **O nariz** – Nicolai Gogol
202. **O capote** – Nicolai Gogol
203. **Macbeth** – William Shakespeare
204. **Heráclito** – Donaldo Schüler
205. **Você deve desistir, Osvaldo** – Cyro Martins
206. **Memórias de Garibaldi** – A. Dumas
207. **A arte da guerra** – Sun Tzu
208. **Fragmentos** – Caio Fernando Abreu
209. **Festa no castelo** – Moacyr Scliar
210. **O grande deflorador** – Dalton Trevisan
212. **Homem do princípio ao fim** – Millôr Fernandes
213. **Aline e seus dois namorados (1)** – A. Iturrusgarai
214. **A juba do leão** – Sir Arthur Conan Doyle
215. **Assassino metido a esperto** – R. Chandler
216. **Confissões de um comedor de ópio** – Thomas De Quincey
217. **Os sofrimentos do jovem Werther** – Goethe
218. **Fedra** – Racine / Trad. Millôr Fernandes
219. **O vampiro de Sussex** – Conan Doyle
220. **Sonho de uma noite de verão** – Shakespeare
221. **Dias e noites de amor e de guerra** – Galeano
222. **O Profeta** – Khalil Gibran
223. **Flávia, cabeça, tronco e membros** – M. Fernandes
224. **Guia da ópera** – Jeanne Suhamy
225. **Macário** – Álvares de Azevedo
226. **Etiqueta na prática** – Celia Ribeiro
227. **Manifesto do Partido Comunista** – Marx & Engels
228. **Poemas** – Millôr Fernandes
229. **Um inimigo do povo** – Henrik Ibsen
230. **O paraíso destruído** – Frei B. de las Casas
231. **O gato no escuro** – Josué Guimarães
232. **O mágico de Oz** – L. Frank Baum
233. **Armas no Cyrano's** – Raymond Chandler
234. **Max e os felinos** – Moacyr Scliar
235. **Nos céus de Paris** – Alcy Cheuiche
236. **Os bandoleiros** – Schiller
237. **A primeira coisa que eu botei na boca** – Deonísio da Silva
238. **As aventuras de Simbad, o marújo**
239. **O retrato de Dorian Gray** – Oscar Wilde
240. **A carteira de meu tio** – J. Manuel de Macedo
241. **A luneta mágica** – J. Manuel de Macedo
242. **A metamorfose** – Franz Kafka
243. **A flecha de ouro** – Joseph Conrad
244. **A ilha do tesouro** – R. L. Stevenson
245. **Marx - Vida & Obra** – José A. Giannotti
246. **Gênesis**
247. **Unidos para sempre** – Ruth Rendell
248. **A arte de amar** – Ovídio
249. **O sono eterno** – Raymond Chandler
250. **Novas receitas do Anonymus Gourmet** – J.A.P.M.
251. **A nova catacumba** – Arthur Conan Doyle
252. **Dr. Negro** – Arthur Conan Doyle
253. **Os voluntários** – Moacyr Scliar
254. **A bela adormecida** – Irmãos Grimm

255. O príncipe sapo – Irmãos Grimm
256. Confissões e Memórias – H. Heine
257. Viva o Alegrete – Sergio Faraco
258. Vou estar esperando – R. Chandler
259. A senhora Beate e seu filho – Schnitzler
260. O ovo apunhalado – Caio Fernando Abreu
261. O ciclo das águas – Moacyr Scliar
262. Millôr Definitivo – Millôr Fernandes
264. Viagem ao centro da Terra – Júlio Verne
265. A dama do lago – Raymond Chandler
266. Caninos brancos – Jack London
267. O médico e o monstro – R. L. Stevenson
268. A tempestade – William Shakespeare
269. Assassinatos na rua Morgue – E. Allan Poe
270. 99 corruíras nanicas – Dalton Trevisan
271. Broquéis – Cruz e Sousa
272. Mês de cães danados – Moacyr Scliar
273. Anarquistas – vol. 1 – A idéia – G.Woodcock
274. Anarquistas – vol. 2 – O movimento – G.Woodcock
275. Pai e filho, filho e pai – Moacyr Scliar
276. As aventuras de Tom Sawyer – Mark Twain
277. Muito barulho por nada – W. Shakespeare
278. Elogio da loucura – Erasmo
279. Autobiografia de Alice B. Toklas – G. Stein
280. O chamado da floresta – J. London
281. Uma agulha para o diabo – Ruth Rendell
282. Verdes vales do fim do mundo – A. Bivar
283. Ovelhas negras – Caio Fernando Abreu
284. O fantasma de Canterville – O. Wilde
285. Receitas de Yayá Ribeiro – Celia Ribeiro
286. A galinha degolada – H. Quiroga
287. O último adeus de Sherlock Holmes – A. Conan Doyle
288. A. Gourmet em Histórias de cama & mesa – J. A. Pinheiro Machado
289. Topless – Martha Medeiros
290. Mais receitas do Anonymus Gourmet – J. A. Pinheiro Machado
291. Origens do discurso democrático – D. Schüler
292. Humor politicamente incorreto – Nani
293. O teatro do bem e do mal – E. Galeano
294. Garibaldi & Manoela – J. Guimarães
295. 10 dias que abalaram o mundo – John Reed
296. Numa fria – Bukowski
297. Poesia de Florbela Espanca vol. 1
298. Poesia de Florbela Espanca vol. 2
299. Escreva certo – E. Oliveira e M. E. Bernd
300. O vermelho e o negro – Stendhal
301. Ecce homo – Friedrich Nietzsche
302(7). Comer bem, sem culpa – Dr. Fernando Lucchese, A. Gourmet e Iotti
303. O livro de Cesário Verde – Cesário Verde
305. 100 receitas de macarrão – S. Lancellotti
306. 160 receitas de molhos – S. Lancellotti
307. 100 receitas light – H. e Â. Tonetto
308. 100 receitas de sobremesas – Celia Ribeiro
309. Mais de 100 dicas de churrasco – Leon Diziekaniak
310. 100 receitas de acompanhamentos – C. Cabeda
311. Honra ou vendetta – S. Lancellotti
312. A alma do homem sob o socialismo – Oscar Wilde
313. Tudo sobre Yôga – Mestre De Rose
314. Os varões assinalados – Tabajara Ruas
315. Édipo em Colono – Sófocles
316. Lisístrata – Aristófanes / trad. Millôr
317. Sonhos de Bunker Hill – John Fante
318. Os deuses de Raquel – Moacyr Scliar
319. O colosso de Marússia – Henry Miller
320. As eruditas – Molière / trad. Millôr
321. Radicci 1 – Iotti
322. Os Sete contra Tebas – Ésquilo
323. Brasil Terra à vista – Eduardo Bueno
324. Radicci 2 – Iotti
325. Júlio César – William Shakespeare
326. A carta de Pero Vaz de Caminha
327. Cozinha Clássica – Silvio Lancellotti
328. Madame Bovary – Gustave Flaubert
329. Dicionário do viajante insólito – M. Scliar
330. O capitão saiu para o almoço... – Bukowski
331. A carta roubada – Edgar Allan Poe
332. É tarde para saber – Josué Guimarães
333. O livro de bolso da Astrologia – Maggy Harrisonx e Mellina Li
334. 1933 foi um ano ruim – John Fante
335. 100 receitas de arroz – Aninha Comas
336. Guia prático do Português correto – vol. 1 – Cláudio Moreno
337. Bartleby, o escriturário – H. Melville
338. Enterrem meu coração na curva do rio – Dee Brown
339. Um conto de Natal – Charles Dickens
340. Cozinha sem segredos – J. A. P. Machado
341. A dama das Camélias – A. Dumas Filho
342. Alimentação saudável – H. e Â. Tonetto
343. Continhos galantes – Dalton Trevisan
344. A Divina Comédia – Dante Alighieri
345. A Dupla Sertanojo – Santiago
346. Cavalos do amanhecer – Mario Arregui
347. Biografia de Vincent van Gogh por sua cunhada – Jo van Gogh-Bonger
348. Radicci 3 – Iotti
349. Nada de novo no front – E. M. Remarque
350. A hora dos assassinos – Henry Miller
351. Flush – Memórias de um cão – Virginia Woolf
352. A guerra no Bom Fim – M. Scliar
353(1). O caso Saint-Fiacre – Simenon
354(2). Morte na alta sociedade – Simenon
355(3). O cão amarelo – Simenon
356(4). Maigret e o homem do banco – Simenon
357. As uvas e o vento – Pablo Neruda
358. On the road – Jack Kerouac
359. O coração amarelo – Pablo Neruda
360. Livro das perguntas – Pablo Neruda
361. Noite de Reis – William Shakespeare
362. Manual de Ecologia (vol.1) – J. Lutzenberger
363. O mais longo dos dias – Cornelius Ryan
364. Foi bom prá você? – Nani
365. Crepusculário – Pablo Neruda
366. A comédia dos erros – Shakespeare
367(5). A primeira investigação de Maigret – Simenon
368(6). As férias de Maigret – Simenon
369. Mate-me por favor (vol.1) – L. McNeil
370. Mate-me por favor (vol.2) – L. McNeil
371. Carta ao pai – Kafka
372. Os vagabundos iluminados – J. Kerouac
373(7). O enforcado – Simenon
374(8). A fúria de Maigret – Simenon
375. Vargas, uma biografia política – H. Silva

376. **Poesia reunida (vol.1)** – A. R. de Sant'Anna
377. **Poesia reunida (vol.2)** – A. R. de Sant'Anna
378. **Alice no país do espelho** – Lewis Carroll
379. **Residência na Terra 1** – Pablo Neruda
380. **Residência na Terra 2** – Pablo Neruda
381. **Terceira Residência** – Pablo Neruda
382. **O delírio amoroso** – Bocage
383. **Futebol ao sol e à sombra** – E. Galeano
384. (9).**O porto das brumas** – Simenon
385. (10).**Maigret e seu morto** – Simenon
386. **Radicci 4** – Iotti
387. **Boas maneiras & sucesso nos negócios** – Celia Ribeiro
388. **Uma história Farroupilha** – M. Scliar
389. **Na mesa ninguém envelhece** – J. A. Pinheiro Machado
390. **200 receitas inéditas do Anonymus Gourmet** – J. A. Pinheiro Machado
391. **Guia prático do Português correto – vol.2** – Cláudio Moreno
392. **Breviário das terras do Brasil** – Assis Brasil
393. **Cantos Cerimoniais** – Pablo Neruda
394. **Jardim de Inverno** – Pablo Neruda
395. **Antonio e Cleópatra** – William Shakespeare
396. **Tróia** – Cláudio Moreno
397. **Meu tio matou um cara** – Jorge Furtado
398. **O anatomista** – Federico Andahazi
399. **As viagens de Gulliver** – Jonathan Swift
400. **Dom Quixote** – (v. 1) – Miguel de Cervantes
401. **Dom Quixote** – (v. 2) – Miguel de Cervantes
402. **Sozinho no Pólo Norte** – Thomaz Brandolin
403. **Matadouro 5** – Kurt Vonnegut
404. **Delta de Vênus** – Anaïs Nin
405. **O melhor de Hagar 2** – Dik Browne
406. **É grave Doutor?** – Nani
407. **Orai pornô** – Nani
408. (11).**Maigret em Nova York** – Simenon
409. (12).**O assassino sem rosto** – Simenon
410. (13).**O mistério das jóias roubadas** – Simenon
411. **A irmãzinha** – Raymond Chandler
412. **Três contos** – Gustave Flaubert
413. **De ratos e homens** – John Steinbeck
414. **Lazarilho de Tormes** – Anônimo do séc. XVI
415. **Triângulo das águas** – Caio Fernando Abreu
416. **100 receitas de carnes** – Silvio Lancellotti
417. **Histórias de robôs**: vol. 1 – org. Isaac Asimov
418. **Histórias de robôs**: vol. 2 – org. Isaac Asimov
419. **Histórias de robôs**: vol. 3 – org. Isaac Asimov
420. **O país dos centauros** – Tabajara Ruas
421. **A república de Anita** – Tabajara Ruas
422. **A carga dos lanceiros** – Tabajara Ruas
423. **Um amigo de Kafka** – Isaac Singer
424. **As alegres matronas de Windsor** – Shakespeare
425. **Amor e exílio** – Isaac Bashevis Singer
426. **Use & abuse do seu signo** – Marília Fiorillo e Marylou Simonsen
427. **Pigmaleão** – Bernard Shaw
428. **As fenícias** – Eurípides
429. **Everest** – Thomaz Brandolin
430. **A arte de furtar** – Anônimo do séc. XVI
431. **Billy Bud** – Herman Melville
432. **A rosa separada** – Pablo Neruda
433. **Elegia** – Pablo Neruda
434. **A garota de Cassidy** – David Goodis
435. **Como fazer a guerra: máximas de Napoleão** – Balzac
436. **Poemas escolhidos** – Emily Dickinson
437. **Gracias por el fuego** – Mario Benedetti
438. **O sofá** – Crébillon Fils
439. **O "Martín Fierro"** – Jorge Luis Borges
440. **Trabalhos de amor perdidos** – W. Shakespeare
441. **O melhor de Hagar 3** – Dik Browne
442. **Os Maias (volume1)** – Eça de Queiroz
443. **Os Maias (volume2)** – Eça de Queiroz
444. **Anti-Justine** – Restif de La Bretonne
445. **Juventude** – Joseph Conrad
446. **Contos** – Eça de Queiroz
447. **Janela para a morte** – Raymond Chandler
448. **Um amor de Swann** – Marcel Proust
449. **À paz perpétua** – Immanuel Kant
450. **A conquista do México** – Hernan Cortez
451. **Defeitos escolhidos e 2000** – Pablo Neruda
452. **O casamento do céu e do inferno** – William Blake
453. **A primeira viagem ao redor do mundo** – Antonio Pigafetta
454. (14).**Uma sombra na janela** – Simenon
455. (15).**A noite da encruzilhada** – Simenon
456. (16).**A velha senhora** – Simenon
457. **Sartre** – Annie Cohen-Solal
458. **Discurso do método** – René Descartes
459. **Garfield em grande forma (1)** – Jim Davis
460. **Garfield está de dieta (2)** – Jim Davis
461. **O livro das feras** – Patricia Highsmith
462. **Viajante solitário** – Jack Kerouac
463. **Auto da barca do inferno** – Gil Vicente
464. **O livro vermelho dos pensamentos de Millôr** – Millôr Fernandes
465. **O livro dos abraços** – Eduardo Galeano
466. **Voltaremos!** – José Antonio Pinheiro Machado
467. **Rango** – Edgar Vasques
468. (8).**Dieta mediterrânea** – Dr. Fernando Lucchese e José Antonio Pinheiro Machado
469. **Radicci 5** – Iotti
470. **Pequenos pássaros** – Anaïs Nin
471. **Guia prático do Português correto – vol.3** – Cláudio Moreno
472. **Atire no pianista** – David Goodis
473. **Antologia Poética** – García Lorca
474. **Alexandre e César** – Plutarco
475. **Uma espiã na casa do amor** – Anaïs Nin
476. **A gorda do Tiki Bar** – Dalton Trevisan
477. **Garfield um gato de peso (3)** – Jim Davis
478. **Canibais** – David Coimbra
479. **A arte de escrever** – Arthur Schopenhauer
480. **Pinóquio** – Carlo Collodi
481. **Misto-quente** – Bukowski
482. **A lua na sarjeta** – David Goodis
483. **O melhor do Recruta Zero (1)** – Mort Walker
484. **Aline: TPM – tensão pré-monstrual (2)** – Adão Iturrusgarai
485. **Sermões do Padre Antonio Vieira**
486. **Garfield numa boa (4)** – Jim Davis
487. **Mensagem** – Fernando Pessoa
488. **Vendeta** *seguido de* **A paz conjugal** – Balzac
489. **Poemas de Alberto Caeiro** – Fernando Pessoa
490. **Ferragus** – Honoré de Balzac
491. **A duquesa de Langeais** – Honoré de Balzac
492. **A menina dos olhos de ouro** – Honoré de Balzac
493. **O lírio do vale** – Honoré de Balzac
494. (17).**A barcaça da morte** – Simenon

495(18).**As testemunhas rebeldes** – Simenon
496(19).**Um engano de Maigret** – Simenon
497(1).**A noite das bruxas** – Agatha Christie
498(2).**Um passe de mágica** – Agatha Christie
499(3).**Nêmesis** – Agatha Christie
500.**Esboço para uma teoria das emoções** – Sartre
501.**Renda básica de cidadania** – Eduardo Suplicy
502(1).**Pílulas para viver melhor** – Dr. Lucchese
503(2).**Pílulas para prolongar a juventude** – Dr. Lucchese
504(3).**Desembarcando o diabetes** – Dr. Lucchese
505(4).**Desembarcando o sedentarismo** – Dr. Fernando Lucchese e Cláudio Castro
506(5).**Desembarcando a hipertensão** – Dr. Lucchese
507(6).**Desembarcando o colesterol** – Dr. Fernando Lucchese e Fernanda Lucchese
508.**Estudos de mulher** – Balzac
509.**O terceiro tira** – Flann O'Brien
510.**100 receitas de aves e ovos** – J. A. P. Machado
511.**Garfield em toneladas de diversão** (5) – Jim Davis
512.**Trem-bala** – Martha Medeiros
513.**Os cães ladram** – Truman Capote
514.**O Kama Sutra de Vatsyayana**
515.**O crime do Padre Amaro** – Eça de Queiroz
516.**Odes de Ricardo Reis** – Fernando Pessoa
517.**O inverno da nossa desesperança** – Steinbeck
518.**Piratas do Tietê (1)** – Laerte
519.**Rê Bordosa: do começo ao fim** – Angeli
520.**O Harlem é escuro** – Chester Himes
521.**Café-da-manhã dos campeões** – Kurt Vonnegut
522.**Eugénie Grandet** – Balzac
523.**O último magnata** – F. Scott Fitzgerald
524.**Carol** – Patricia Highsmith
525.**100 receitas de patisserie** – Sílvio Lancellotti
526.**O fator humano** – Graham Greene
527.**Tristessa** – Jack Kerouac
528.**O diamante do tamanho do Ritz** – F. Scott Fitzgerald
529.**As melhores histórias de Sherlock Holmes** – Arthur Conan Doyle
530.**Cartas a um jovem poeta** – Rilke
531(20).**Memórias de Maigret** – Simenon
532(4).**O misterioso sr. Quin** – Agatha Christie
533.**Os analectos** – Confúcio
534(21).**Maigret e os homens de bem** – Simenon
535(22).**O medo de Maigret** – Simenon
536.**Ascensão e queda de César Birotteau** – Balzac
537.**Sexta-feira negra** – David Goodis
538.**Ora bolas – O humor de Mario Quintana** – Juarez Fonseca
539.**Longe daqui aqui mesmo** – Antonio Bivar
540(5).**É fácil matar** – Agatha Christie
541.**O pai Goriot** – Balzac
542.**Brasil, um país do futuro** – Stefan Zweig
543.**O processo** – Kafka
544.**O melhor de Hagar 4** – Dik Browne
545(6).**Por que não pediram a Evans?** – Agatha Christie
546.**Fanny Hill** – John Cleland
547.**O gato por dentro** – William S. Burroughs
548.**Sobre a brevidade da vida** – Sêneca
549.**Geraldão (1)** – Glauco
550.**Piratas do Tietê (2)** – Laerte
551.**Pagando o pato** – Ciça
552.**Garfield de bom humor (6)** – Jim Davis
553.**Conheço o Mário?** vol.1 – Santiago
554.**Radicci 6** – Iotti
555.**Os subterrâneos** – Jack Kerouac
556(1).**Balzac** – François Taillandier
557(2).**Modigliani** – Christian Parisot
558(3).**Kafka** – Gérard-Georges Lemaire
559(4).**Júlio César** – Joël Schmidt
560.**Receitas da família** – J. A. Pinheiro Machado
561.**Boas maneiras à mesa** – Celia Ribeiro
562(9).**Filhos sadios, pais felizes** – R. Pagnoncelli
563(10).**Fatos & mitos** – Dr. Fernando Lucchese
564.**Ménage à trois** – Paula Taitelbaum
565.**Mulheres!** – David Coimbra
566.**Poemas de Álvaro de Campos** – Fernando Pessoa
567.**Medo e outras histórias** – Stefan Zweig
568.**Snoopy e sua turma (1)** – Schulz
569.**Piadas para sempre (1)** – Visconde da Casa Verde
570.**O alvo móvel** – Ross Macdonald
571.**O melhor do Recruta Zero (2)** – Mort Walker
572.**Um sonho americano** – Norman Mailer
573.**Os broncos também amam** – Angeli
574.**Crônica de um amor louco** – Bukowski
575(5).**Freud** – René Major e Chantal Talagrand
576(6).**Picasso** – Gilles Plazy
577(7).**Gandhi** – Christine Jordis
578.**A tumba** – H. P. Lovecraft
579.**O príncipe e o mendigo** – Mark Twain
580.**Garfield, um charme de gato (7)** – Jim Davis
581.**Ilusões perdidas** – Balzac
582.**Esplendores e misérias das cortesãs** – Balzac
583.**Walter Ego** – Angeli
584.**Striptiras (1)** – Laerte
585.**Fagundes: um puxa-saco de mão cheia** – Laerte
586.**Depois do último trem** – Josué Guimarães
587.**Ricardo III** – Shakespeare
588.**Dona Anja** – Josué Guimarães
589.**24 horas na vida de uma mulher** – Stefan Zweig
590.**O terceiro homem** – Graham Greene
591.**Mulher no escuro** – Dashiell Hammett
592.**No que acredito** – Bertrand Russell
593.**Odisséia (1): Telemaquia** – Homero
594.**O cavalo cego** – Josué Guimarães
595.**Henrique V** – Shakespeare
596.**Fabulário geral do delírio cotidiano** – Bukowski
597.**Tiros na noite 1: A mulher do bandido** – Dashiell Hammett
598.**Snoopy em Feliz Dia dos Namorados! (2)** – Schulz
599.**Mas não se matam cavalos?** – Horace McCoy
600.**Crime e castigo** – Dostoiévski
601(7).**Mistério no Caribe** – Agatha Christie
602.**Odisséia (2): Regresso** – Homero
603.**Piadas para sempre (2)** – Visconde da Casa Verde
604.**À sombra do vulcão** – Malcolm Lowry
605(8).**Kerouac** – Yves Buin
606.**E agora são cinzas** – Angeli
607.**As mil e uma noites** – Paulo Caruso
608.**Um assassino entre nós** – Ruth Rendell

609. **Crack-up** – F. Scott Fitzgerald
610. **Do amor** – Stendhal
611. **Cartas do Yage** – William Burroughs e Allen Ginsberg
612. **Striptiras (2)** – Laerte
613. **Henry & June** – Anaïs Nin
614. **A piscina mortal** – Ross Macdonald
615. **Geraldão (2)** – Glauco
616. **Tempo de delicadeza** – A. R. de Sant'Anna
617. **Tiros na noite 2: Medo de tiro** – Dashiell Hammett
618. **Snoopy em Assim é a vida, Charlie Brown! (3)** – Schulz
619. **1954 – Um tiro no coração** – Hélio Silva
620. **Sobre a inspiração poética (Íon) e ...** – Platão
621. **Garfield e seus amigos (8)** – Jim Davis
622. **Odisséia (3): Ítaca** – Homero
623. **A louca matança** – Chester Himes
624. **Factótum** – Bukowski
625. **Guerra e Paz: volume 1** – Tolstói
626. **Guerra e Paz: volume 2** – Tolstói
627. **Guerra e Paz: volume 3** – Tolstói
628. **Guerra e Paz: volume 4** – Tolstói
629. (9).**Shakespeare** – Claude Mourthé
630. **Bem está o que bem acaba** – Shakespeare
631. **O contrato social** – Rousseau
632. **Geração Beat** – Jack Kerouac
633. **Snoopy: É Natal! (4)** – Charles Schulz
634. (8).**Testemunha da acusação** – Agatha Christie
635. **Um elefante no caos** – Millôr Fernandes
636. **Guia de leitura (100 autores que você precisa ler)** – Organização de Léa Masina
637. **Pistoleiros também mandam flores** – David Coimbra
638. **O prazer das palavras** – vol. 1 – Cláudio Moreno
639. **O prazer das palavras** – vol. 2 – Cláudio Moreno
640. **Novíssimo testamento: com Deus e o diabo, a dupla da criação** – Iotti
641. **Literatura Brasileira: modos de usar** – Luís Augusto Fischer
642. **Dicionário de Porto-Alegrês** – Luís A. Fischer
643. **Clô Dias & Noites** – Sérgio Jockymann
644. **Memorial de Isla Negra** – Pablo Neruda
645. **Um homem extraordinário e outras histórias** – Tchékhov
646. **Ana sem terra** – Alcy Cheuiche
647. **Adultérios** – Woody Allen
648. **Pan sempre ou nunca mais** – R. Chandler
649. **Nosso homem em Havana** – Graham Greene
650. **Dicionário Caldas Aulete de Bolso**
651. **Snoopy: Posso fazer uma pergunta, professora? (5)** – Charles Schulz
652. (10).**Luís XVI** – Bernard Vincent
653. **O mercador de Veneza** – Shakespeare
654. **Cancioneiro** – Fernando Pessoa
655. **Non-Stop** – Martha Medeiros
656. **Carpinteiros, levantem bem alto a cumeeira & Seymour, uma apresentação** – J.D.Salinger
657. **Ensaios céticos** – Bertrand Russell
658. **O melhor de Hagar 5** – Dik e Chris Browne
659. **Primeiro amor** – Ivan Turguêniev
660. **A trégua** – Mario Benedetti
661. **Um parque de diversões da cabeça** – Lawrence Ferlinghetti
662. **Aprendendo a viver** – Sêneca
663. **Garfield, um gato em apuros (9)** – Jim Davis
664. **Dilbert (1)** – Scott Adams
665. **Dicionário de dificuldades** – Domingos Paschoal Cegalla
666. **A imaginação** – Jean-Paul Sartre
667. **O ladrão e os cães** – Naguib Mahfuz
668. **Gramática do português contemporâneo** – Celso Cunha
669. **A volta do parafuso** *seguido de* **Daisy Miller** – Henry James
670. **Notas do subsolo** – Dostoiévski
671. **Abobrinhas da Brasilônia** – Glauco
672. **Geraldão (3)** – Glauco
673. **Piadas para sempre (3)** – Visconde da Casa Verde
674. **Duas viagens ao Brasil** – Hans Staden
675. **Bandeira de bolso** – Manuel Bandeira
676. **A arte da guerra** – Maquiavel
677. **Além do bem e do mal** – Nietzsche
678. **O coronel Chabert** *seguido de* **A mulher abandonada** – Balzac
679. **O sorriso de marfim** – Ross Macdonald
680. **100 receitas de pescados** – Sílvio Lancellotti
681. **O juiz e seu carrasco** – Friedrich Dürrenmatt
682. **Noites brancas** – Dostoiévski
683. **Quadras ao gosto popular** – Fernando Pessoa
684. **Romanceiro da Inconfidência** – Cecília Meireles
685. **Kaos** – Millôr Fernandes
686. **A pele de onagro** – Balzac
687. **As ligações perigosas** – Choderlos de Laclos
688. **Dicionário de matemática** – Luiz Fernandes Cardoso
689. **Os Lusíadas** – Luís Vaz de Camões
690. (11).**Átila** – Éric Deschodt
691. **Um jeito tranqüilo de matar** – Chester Himes
692. **A felicidade conjugal** *seguido de* **O diabo** – Tolstói
693. **Viagem de um naturalista ao redor do mundo** – vol. 1 – Charles Darwin
694. **Viagem de um naturalista ao redor do mundo** – vol. 2 – Charles Darwin
695. **Memórias da casa dos mortos** – Dostoiévski
696. **A Celestina** – Fernando de Rojas
697. **Snoopy: Como você é azarado, Charlie Brown! (6)** – Charles Schulz
698. **Dez (quase) amores** – Claudia Tajes
699. (9).**Poirot sempre espera** – Agatha Christie
700. **Cecília de bolso** – Cecília Meireles
701. **Apologia de Sócrates** *precedido de* **Êutifron** *e seguido de* **Críton** – Platão
702. **Wood & Stock** – Angeli
703. **Striptiras (3)** – Laerte
704. **Discurso sobre a origem e os fundamentos da desigualdade entre os homens** – Rousseau
705. **Os duelistas** – Joseph Conrad
706. **Dilbert (2)** – Scott Adams
707. **Viver e escrever** (vol. 1) – Edla van Steen
708. **Viver e escrever** (vol. 2) – Edla van Steen
709. **Viver e escrever** (vol. 3) – Edla van Steen
710. (10).**A teia da aranha** – Agatha Christie
711. **O banquete** – Platão
712. **Os belos e malditos** – F. Scott Fitzgerald
713. **Libelo contra a arte moderna** – Salvador Dalí
714. **Akropolis** – Valerio Massimo Manfredi

715. **Devoradores de mortos** – Michael Crichton
716. **Sob o sol da Toscana** – Frances Mayes
717. **Batom na cueca** – Nani
718. **Vida dura** – Claudia Tajes
719. **Carne trêmula** – Ruth Rendell
720. **Cris, a fera** – David Coimbra
721. **O anticristo** – Nietzsche
722. **Como um romance** – Daniel Pennac
723. **Emboscada no Forte Bragg** – Tom Wolfe
724. **Assédio sexual** – Michael Crichton
725. **O espírito do Zen** – Alan W.Watts
726. **Um bonde chamado desejo** – Tennessee Williams
727. **Como gostais** *seguido de* **Conto de inverno** – Shakespeare
728. **Tratado sobre a tolerância** – Voltaire
729. **Snoopy: Doces ou travessuras? (7)** – Charles Schulz
730. **Cardápios do Anonymus Gourmet** – J.A. Pinheiro Machado
731. **100 receitas com lata** – J.A. Pinheiro Machado
732. **Conhece o Mário?** vol.2 – Santiago
733. **Dilbert (3)** – Scott Adams
734. **História de um louco amor** *seguido de* **Passado amor** – Horacio Quiroga
735(11). **Sexo: muito prazer** – Laura Meyer da Silva
736(12). **Para entender o adolescente** – Dr. Ronald Pagnoncelli
737(13). **Desembarcando a tristeza** – Dr. Fernando Lucchese
738. **Poirot e o mistério da arca espanhola & outras histórias** – Agatha Christie
739. **A última legião** – Valerio Massimo Manfredi
740. **As virgens suicidas** – Jeffrey Eugenides
741. **Sol nascente** – Michael Crichton
742. **Duzentos ladrões** – Dalton Trevisan
743. **Os devaneios do caminhante solitário** – Rousseau
744. **Garfield, o rei da preguiça (10)** – Jim Davis
745. **Os magnatas** – Charles R. Morris
746. **Pulp** – Charles Bukowski
747. **Enquanto agonizo** – William Faulkner
748. **Aline: viciada em sexo (3)** – Adão Iturrusgarai
749. **A dama do cachorrinho** – Anton Tchékhov
750. **Tito Andrônico** – Shakespeare
751. **Antologia poética** – Anna Akhmátova
752. **O melhor de Hagar 6** – Dik e Chris Browne
753(12). **Michelangelo** – Nadine Sautel
754. **Dilbert (4)** – Scott Adams
755. **O jardim das cerejeiras** *seguido de* **Tio Vânia** – Tchékhov
756. **Geração Beat** – Claudio Willer
757. **Santos Dumont** – Alcy Cheuiche
758. **Budismo** – Claude B. Levenson
759. **Cleópatra** – Christian-Georges Schwentzel
760. **Revolução Francesa** – Frédéric Bluche, Stéphane Rials e Jean Tulard
761. **A crise de 1929** – Bernard Gazier
762. **Sigmund Freud** – Edson Sousa e Paulo Endo
763. **Império Romano** – Patrick Le Roux
764. **Cruzadas** – Cécile Morrisson
765. **O mistério do Trem Azul** – Agatha Christie
766. **Os escrúpulos de Maigret** – Simenon
767. **Maigret se diverte** – Simenon
768. **Senso comum** – Thomas Paine
769. **O parque dos dinossauros** – Michael Crichton
770. **Trilogia da paixão** – Goethe
771. **A simples arte de matar** (vol.1) – R. Chandler
772. **A simples arte de matar** (vol.2) – R. Chandler
773. **Snoopy: No mundo da lua! (8)** – Charles Schulz
774. **Os Quatro Grandes** – Agatha Christie
775. **Um brinde de cianureto** – Agatha Christie
776. **Súplicas atendidas** – Truman Capote
777. **Ainda restam aveleiras** – Simenon
778. **Maigret e o ladrão preguiçoso** – Simenon
779. **A viúva imortal** – Millôr Fernandes
780. **Cabala** – Roland Goetschel
781. **Capitalismo** – Claude Jessua
782. **Mitologia grega** – Pierre Grimal
783. **Economia: 100 palavras-chave** – Jean-Paul Betbèze
784. **Marxismo** – Henri Lefebvre
785. **Punição para a inocência** – Agatha Christie
786. **A extravagância do morto** – Agatha Christie
787(13). **Cézanne** – Bernard Fauconnier
788. **A identidade Bourne** – Robert Ludlum
789. **Da tranquilidade da alma** – Sêneca
790. **Um artista da fome** *seguido de* **Na colônia penal e outras histórias** – Kafka
791. **Histórias de fantasmas** – Charles Dickens
792. **A louca de Maigret** – Simenon
793. **O amigo de infância de Maigret** – Simenon
794. **O revólver de Maigret** – Simenon
795. **A fuga do sr. Monde** – Simenon
796. **O Uraguai** – Basílio da Gama
797. **A mão misteriosa** – Agatha Christie
798. **Testemunha ocular do crime** – Agatha Christie
799. **Crepúsculo dos ídolos** – Friedrich Nietzsche
800. **Maigret e o negociante de vinhos** – Simenon
801. **Maigret e o mendigo** – Simenon
802. **O grande golpe** – Dashiell Hammett
803. **Humor barra pesada** – Nani
804. **Vinho** – Jean-François Gautier
805. **Egito Antigo** – Sophie Desplancques
806(14). **Baudelaire** – Jean-Baptiste Baronian
807. **Caminho da sabedoria, caminho da paz** – Dalai Lama e Felizitas von Schönborn
808. **Senhor e servo e outras histórias** – Tolstói
809. **Os cadernos de Malte Laurids Brigge** – Rilke
810. **Dilbert (5)** – Scott Adams
811. **Big Sur** – Jack Kerouac
812. **Seguindo a correnteza** – Agatha Christie
813. **O álibi** – Sandra Brown
814. **Montanha-russa** – Martha Medeiros
815. **Coisas da vida** – Martha Medeiros
816. **A cantada infalível** *seguido de* **A mulher do centroavante** – David Coimbra
817. **Maigret e os crimes do cais** – Simenon
818. **Sinal vermelho** – Simenon
819. **Snoopy: Pausa para a soneca (9)** – Charles Schulz
820. **De pernas pro ar** – Eduardo Galeano
821. **Tragédias gregas** – Pascal Thiercy
822. **Existencialismo** – Jacques Colette
823. **Nietzsche** – Jean Granier
824. **Amar ou depender?** – Walter Riso
825. **Darmapada: A doutrina budista em versos**
826. **J'Accuse...! – a verdade em marcha** – Zola
827. **Os crimes ABC** – Agatha Christie
828. **Um gato entre os pombos** – Agatha Christie
829. **Maigret e o sumiço do sr. Charles** – Simenon

830. **Maigret e a morte do jogador** – Simenon
831. **Dicionário de teatro** – Luiz Paulo Vasconcellos
832. **Cartas extraviadas** – Martha Medeiros
833. **A longa viagem de prazer** – J. J. Morosoli
834. **Receitas fáceis** – J. A. Pinheiro Machado
835. (14).**Mais fatos & mitos** – Dr. Fernando Lucchese
836. (15).**Boa viagem!** – Dr. Fernando Lucchese
837. **Aline: Finalmente nua!!!** (4) – Adão Iturrusgarai
838. **Mônica tem uma novidade!** – Mauricio de Sousa
839. **Cebolinha em apuros!** – Mauricio de Sousa
840. **Sócios no crime** – Agatha Christie
841. **Bocas do tempo** – Eduardo Galeano
842. **Orgulho e preconceito** – Jane Austen
843. **Impressionismo** – Dominique Lobstein
844. **Escrita chinesa** – Viviane Alleton
845. **Paris: uma história** – Yvan Combeau
846. (15).**Van Gogh** – David Haziot
847. **Maigret e o corpo sem cabeça** – Simenon
848. **Portal do destino** – Agatha Christie
849. **O futuro de uma ilusão** – Freud
850. **O mal-estar na cultura** – Freud
851. **Maigret e o matador** – Simenon
852. **Maigret e o fantasma** – Simenon
853. **Um crime adormecido** – Agatha Christie
854. **Satori em Paris** – Jack Kerouac
855. **Medo e delírio em Las Vegas** – Hunter Thompson
856. **Um negócio fracassado e outros contos de humor** – Tchékhov
857. **Mônica está de férias!** – Mauricio de Sousa
858. **De quem é esse coelho?** – Mauricio de Sousa
859. **O burgomestre de Furnes** – Simenon
860. **O mistério Sittaford** – Agatha Christie
861. **Manhã transfigurada** – L. A. de Assis Brasil
862. **Alexandre, o Grande** – Pierre Briant
863. **Jesus** – Charles Perrot
864. **Islã** – Paul Balta
865. **Guerra da Secessão** – Farid Ameur
866. **Um rio que vem da Grécia** – Cláudio Moreno
867. **Maigret e os colegas americanos** – Simenon
868. **Assassinato na casa do pastor** – Agatha Christie
869. **Manual do líder** – Napoleão Bonaparte
870. (16).**Billie Holiday** – Sylvia Fol
871. **Bidu arrasando!** – Mauricio de Sousa
872. **Desventuras em família** – Mauricio de Sousa
873. **Liberty Bar** – Simenon
874. **E no final a morte** – Agatha Christie
875. **Guia prático do Português correto – vol. 4** – Cláudio Moreno
876. **Dilbert (6)** – Scott Adams
877. (17).**Leonardo da Vinci** – Sophie Chauveau
878. **Bella Toscana** – Frances Mayes
879. **A arte da ficção** – David Lodge
880. **Striptiras (4)** – Laerte
881. **Skrotinhos** – Angeli
882. **Depois do funeral** – Agatha Christie
883. **Radicci 7** – Iotti
884. **Walden** – H. D. Thoreau
885. **Lincoln** – Allen C. Guelzo
886. **Primeira Guerra Mundial** – Michael Howard
887. **A linha de sombra** – Joseph Conrad
888. **O amor é um cão dos diabos** – Bukowski
889. **Maigret sai em viagem** – Simenon
890. **Discurso: uma vida de Buda** – Jack Kerouac
891. (18).**Albert Einstein** – Laurent Seksik
892. **Hell's Angels** – Hunter Thompson
893. **Ausência na primavera** – Agatha Christie
894. **Dilbert (7)** – Scott Adams
895. **Ao sul de lugar nenhum** – Bukowski
896. **Maquiavel** – Quentin Skinner
897. **Sócrates** – C.C.W. Taylor
898. **A casa do canal** – Simenon
899. **O Natal de Poirot** – Agatha Christie
900. **As veias abertas da América Latina** – Eduardo Galeano
901. **Snoopy: Sempre alerta! (10)** – Charles Schulz
902. **Chico Bento: Plantando confusão** – Mauricio de Sousa
903. **Penadinho: Quem é morto sempre aparece** – Mauricio de Sousa
904. **A vida sexual da mulher feia** – Claudia Tajes
905. **100 segredos de liquidificador** – José Antonio Pinheiro Machado
906. **Sexo muito prazer 2** – Laura Meyer da Silva
907. **Os nascimentos** – Eduardo Galeano
908. **As caras e as máscaras** – Eduardo Galeano
909. **O século do vento** – Eduardo Galeano
910. **Poirot perde uma cliente** – Agatha Christie
911. **Cérebro** – Michael O'Shea
912. **O escaravelho de ouro e outras histórias** – Edgar Allan Poe
913. **Piadas para sempre (4)** – Visconde da Casa Verde
914. **100 receitas de massas light** – Helena Tonetto
915. (19).**Oscar Wilde** – Daniel Salvatore Schiffer
916. **Uma breve história do mundo** – H. G. Wells
917. **A Casa do Penhasco** – Agatha Christie
918. **Maigret e o finado sr. Gallet** – Simenon
919. **John M. Keynes** – Bernard Gazier
920. (20).**Virginia Woolf** – Alexandra Lemasson
921. **Peter e Wendy** *seguido de* **Peter Pan em Kensington Gardens** – J. M. Barrie
922. **Aline: numas de colegial (5)** – Adão Iturrusgarai
923. **Uma dose mortal** – Agatha Christie
924. **Os trabalhos de Hércules** – Agatha Christie
925. **Maigret na escola** – Simenon
926. **Kant** – Roger Scruton
927. **A inocência do Padre Brown** – G.K. Chesterton
928. **Casa Velha** – Machado de Assis
929. **Marcas de nascença** – Nancy Huston
930. **Aulete de bolso**
931. **Hora Zero** – Agatha Christie
932. **Morte na Mesopotâmia** – Agatha Christie
933. **Um crime na Holanda** – Simenon
934. **Nem te conto, João** – Dalton Trevisan
935. **As aventuras de Huckleberry Finn** – Mark Twain
936. (21).**Marilyn Monroe** – Anne Plantagenet
937. **China moderna** – Rana Mitter
938. **Dinossauros** – David Norman
939. **Louca por homem** – Claudia Tajes
940. **Amores de alto risco** – Walter Riso
941. **Jogo de damas** – David Coimbra
942. **Filha é filha** – Agatha Christie
943. **M ou N?** – Agatha Christie
944. **Maigret se defende** – Simenon
945. **Bidu: diversão em dobro!** – Mauricio de Sousa
946. **Fogo** – Anaïs Nin
947. **Rum: diário de um jornalista bêbado** – Hunter Thompson
948. **Persuasão** – Jane Austen

949. **Lágrimas na chuva** – Sergio Faraco
950. **Mulheres** – Bukowski
951. **Um pressentimento funesto** – Agatha Christie
952. **Cartas na mesa** – Agatha Christie
953. **Maigret em Vichy** – Simenon
954. **O lobo do mar** – Jack London
955. **Os gatos** – Patricia Highsmith
956(22).**Jesus** – Christiane Rancé
957. **História da medicina** – William Bynum
958. **O Morro dos Ventos Uivantes** – Emily Brontë
959. **A filosofia na era trágica dos gregos** – Nietzsche
960. **Os treze problemas** – Agatha Christie
961. **A massagista japonesa** – Moacyr Scliar
962. **A taberna dos dois tostões** – Simenon
963. **Humor do miserê** – Nani
964. **Todo o mundo tem dúvida, inclusive você** – Édison de Oliveira
965. **A dama do Bar Nevada** – Sergio Faraco
966. **O Smurf Repórter** – Peyo
967. **O Bebê Smurf** – Peyo
968. **Maigret e os flamengos** – Simenon
969. **O psicopata americano** – Bret Easton Ellis
970. **Ensaios de amor** – Alain de Botton
971. **O grande Gatsby** – F. Scott Fitzgerald
972. **Por que não sou cristão** – Bertrand Russell
973. **A Casa Torta** – Agatha Christie
974. **Encontro com a morte** – Agatha Christie
975(23).**Rimbaud** – Jean-Baptiste Baronian
976. **Cartas na rua** – Bukowski
977. **Memória** – Jonathan K. Foster
978. **A abadia de Northanger** – Jane Austen
979. **As pernas de Úrsula** – Claudia Tajes
980. **Retrato inacabado** – Agatha Christie
981. **Solanin (1)** – Inio Asano
982. **Solanin (2)** – Inio Asano
983. **Aventuras de menino** – Mitsuru Adachi
984(16).**Fatos & mitos sobre sua alimentação** – Dr. Fernando Lucchese
985. **Teoria quântica** – John Polkinghorne
986. **O eterno marido** – Fiódor Dostoiévski
987. **Um safado em Dublin** – J. P. Donleavy
988. **Mirinha** – Dalton Trevisan
989. **Akhenaton e Nefertiti** – Carmen Seganfredo e A. S. Franchini
990. **On the Road – o manuscrito original!** – Jack Kerouac
991. **Relatividade** – Russell Stannard
992. **Abaixo de zero** – Bret Easton Ellis
993(24).**Andy Warhol** – Mériam Korichi
994. **Maigret** – Simenon
995. **Os últimos casos de Miss Marple** – Agatha Christie
996. **Nico Demo** – Mauricio de Sousa
997. **Maigret e a mulher do ladrão** – Simenon
998. **Rousseau** – Robert Wokler
999. **Noite sem fim** – Agatha Christie
1000. **Diários de Andy Warhol (1)** – Editado por Pat Hackett
1001. **Diários de Andy Warhol (2)** – Editado por Pat Hackett
1002. **Cartier-Bresson: o olhar do século** – Pierre Assouline
1003. **As melhores histórias da mitologia: vol 1** – A.S. Franchini e Carmen Seganfredo
1004. **As melhores histórias da mitologia: vol 2** – A.S. Franchini e Carmen Seganfredo
1005. **Assassinato no beco** – Agatha Christie
1006. **Convite para um homicídio** – Agatha Christie
1007. **Um fracasso de Maigret** – Simenon
1008. **História da vida** – Michael J. Benton
1009. **Jung** – Anthony Stevens
1010. **Arsène Lupin, ladrão de casaca** – Maurice Leblanc
1011. **Dublinenses** – James Joyce
1012. **120 tirinhas da Turma da Mônica** – Mauricio de Sousa
1013. **Antologia poética** – Fernando Pessoa
1014. **A aventura de um cliente ilustre** *seguido de* **O último adeus de Sherlock Holmes** – Sir Arthur Conan Doyle
1015. **Cenas de Nova York** – Jack Kerouac
1016. **A corista** – Anton Tchékhov
1017. **O diabo** – Leon Tolstói
1018. **Fábulas chinesas** – Sérgio Capparelli e Márcia Schmaltz
1019. **O gato do Brasil** – Sir Arthur Conan Doyle
1020. **Missa do Galo** – Machado de Assis
1021. **O mistério de Marie Rogêt** – Edgar Allan Poe
1022. **A mulher mais linda da cidade** – Bukowski
1023. **O retrato** – Nicolai Gogol
1024. **O conflito** – Agatha Christie
1025. **Os primeiros casos de Poirot** – Agatha Christie
1026. **Maigret e o cliente de sábado** – Simenon
1027(25).**Beethoven** – Bernard Fauconnier
1028. **Platão** – Julia Annas
1029. **Cleo e Daniel** – Roberto Freire
1030. **Til** – José de Alencar
1031. **Viagens na minha terra** – Almeida Garrett
1032. **Profissões para mulheres e outros artigos feministas** – Virginia Woolf
1033. **Mrs. Dalloway** – Virginia Woolf
1034. **O cão da morte** – Agatha Christie
1035. **Tragédia em três atos** – Agatha Christie
1036. **Maigret hesita** – Simenon
1037. **O fantasma da Ópera** – Gaston Leroux
1038. **Evolução** – Brian e Deborah Charlesworth
1039. **Medida por medida** – Shakespeare
1040. **Razão e sentimento** – Jane Austen
1041. **A obra-prima ignorada** *seguido de* **Um episódio durante o Terror** – Balzac
1042. **A fugitiva** – Anaïs Nin
1043. **As grandes histórias da mitologia greco-romana** – A. S. Franchini
1044. **O corno de si mesmo & outras historietas** – Marquês de Sade
1045. **Da felicidade** *seguido de* **Da vida retirada** – Sêneca
1046. **O horror em Red Hook e outras histórias** – H. P. Lovecraft
1047. **Noite em claro** – Martha Medeiros
1048. **Poemas clássicos chineses** – Li Bai, Du Fu e Wang Wei
1049. **A terceira moça** – Agatha Christie
1050. **Um destino ignorado** – Agatha Christie
1051(26).**Buda** – Sophie Royer
1052. **Guerra Fria** – Robert J. McMahon
1053. **Simons's Cat: as aventuras de um gato travesso e comilão – vol. 1** – Simon Tofield
1054. **Simons's Cat: as aventuras de um gato travesso e comilão – vol. 2** – Simon Tofield
1055. **Só as mulheres e as baratas sobreviverão** – Claudia Tajes

1056. **Maigret e o ministro** – Simenon
1057. **Pré-história** – Chris Gosden
1058. **Pintou sujeira!** – Mauricio de Sousa
1059. **Contos de Mamãe Gansa** – Charles Perrault
1060. **A interpretação dos sonhos: vol. 1** – Freud
1061. **A interpretação dos sonhos: vol. 2** – Freud
1062. **Frufru Rataplã Dolores** – Dalton Trevisan
1063. **As melhores histórias da mitologia egípcia** – Carmem Seganfredo e A.S. Franchini
1064. **Infância. Adolescência. Juventude** – Tolstói
1065. **As consolações da filosofia** – Alain de Botton
1066. **Diários de Jack Kerouac – 1947-1954**
1067. **Revolução Francesa – vol. 1** – Max Gallo
1068. **Revolução Francesa – vol. 2** – Max Gallo
1069. **O detetive Parker Pyne** – Agatha Christie
1070. **Memórias do esquecimento** – Flávio Tavares
1071. **Drogas** – Leslie Iversen
1072. **Manual de ecologia (vol.2)** – J. Lutzenberger
1073. **Como andar no labirinto** – Affonso Romano de Sant'Anna
1074. **A orquídea e o serial killer** – Juremir Machado da Silva
1075. **Amor nos tempos de fúria** – Lawrence Ferlinghetti
1076. **A aventura do pudim de Natal** – Agatha Christie
1077. **Maigret no Picratt's** – Simenon
1078. **Amores que matam** – Patricia Faur
1079. **Histórias de pescador** – Mauricio de Sousa
1080. **Pedaços de um caderno manchado de vinho** – Bukowski
1081. **A ferro e fogo: tempo de solidão (vol.1)** – Josué Guimarães
1082. **A ferro e fogo: tempo de guerra (vol.2)** – Josué Guimarães
1083. **Carta a meu juiz** – Simenon
1084.(17). **Desembarcando o Alzheimer** – Dr. Fernando Lucchese e Dra. Ana Hartmann
1085. **A maldição do espelho** – Agatha Christie
1086. **Uma breve história da filosofia** – Nigel Warburton
1087. **Uma confidência de Maigret** – Simenon
1088. **Heróis da História** – Will Durant
1089. **Concerto campestre** – L. A. de Assis Brasil
1090. **Morte nas nuvens** – Agatha Christie
1091. **Maigret no tribunal** – Simenon
1092. **Aventura em Bagdá** – Agatha Christie
1093. **O cavalo amarelo** – Agatha Christie
1094. **O método de interpretação dos sonhos** – Freud
1095. **Sonetos de amor e desamor** – Vários
1096. **120 tirinhas do Dilbert** – Scott Adams
1097. **124 fábulas de Esopo**
1098. **O curioso caso de Benjamin Button** – F. Scott Fitzgerald
1099. **Piadas para sempre: uma antologia para morrer de rir** – Visconde da Casa Verde
1100. **Hamlet (Mangá)** – Shakespeare
1101. **A arte da guerra (Mangá)** – Sun Tzu
1102. **Maigret na pensão** – Simenon
1103. **Meu amigo Maigret** – Simenon
1104. **As melhores histórias da Bíblia (vol.1)** – A. S. Franchini e Carmen Seganfredo
1105. **As melhores histórias da Bíblia (vol.2)** – A. S. Franchini e Carmen Seganfredo
1106. **Psicologia das massas e análise do eu** – Freud
1107. **Guerra Civil Espanhola** – Helen Graham
1108. **A autoestrada do sul e outras histórias** – Julio Cortázar
1109. **O mistério dos sete relógios** – Agatha Christie
1110. **Peanuts: Ninguém gosta de mim... (amor)** – Charles Schulz
1111. **Cadê o bolo?** – Mauricio de Sousa
1112. **O filósofo ignorante** – Voltaire
1113. **Totem e tabu** – Freud
1114. **Filosofia pré-socrática** – Catherine Osborne
1115. **Desejo de status** – Alain de Botton
1116. **Maigret e o informante** – Simenon
1117. **Peanuts: 120 tirinhas** – Charles Schulz
1118. **Passageiro para Frankfurt** – Agatha Christie
1119. **Maigret se irrita** – Simenon
1120. **Kill All Enemies** – Melvin Burgess
1121. **A morte da sra. McGinty** – Agatha Christie
1122. **Revolução Russa** – S. A. Smith
1123. **Até você, Capitu?** – Dalton Trevisan
1124. **O grande Gatsby (Mangá)** – F. S. Fitzgerald
1125. **Assim falou Zaratustra (Mangá)** – Nietzsche
1126. **Peanuts: É para isso que servem os amigos (amizade)** – Charles Schulz
1127.(27). **Nietzsche** – Dorian Astor
1128. **Bidu: Hora do banho** – Mauricio de Sousa
1129. **O melhor do Macanudo Taurino** – Santiago
1130. **Radicci 30 anos** – Iotti
1131. **Show de sabores** – J.A. Pinheiro Machado
1132. **O prazer das palavras** – vol. 3 – Cláudio Moreno
1133. **Morte na praia** – Agatha Christie
1134. **O fardo** – Agatha Christie
1135. **Manifesto do Partido Comunista (Mangá)** – Marx & Engels
1136. **A metamorfose (Mangá)** – Franz Kafka
1137. **Por que você não se casou... ainda** – Tracy McMillan
1138. **Textos autobiográficos** – Bukowski
1139. **A importância de ser prudente** – Oscar Wilde
1140. **Sobre a vontade na natureza** – Arthur Schopenhauer
1141. **Dilbert (8)** – Scott Adams
1142. **Entre dois amores** – Agatha Christie
1143. **Cipreste triste** – Agatha Christie

Série Agatha Christie na Coleção **L&PM** POCKET

O mistério dos sete relógios
O misterioso sr. Quin
O mistério Sittaford
O cão da morte
Por que não pediram a Evans?
O detetive Parker Pyne
É fácil matar
Hora Zero
E no final a morte
Um brinde de cianureto
Testemunha da acusação e outras histórias
A Casa Torta
Aventura em Bagdá
Um destino ignorado
A teia da aranha (com Charles Osborne)
Punição para a inocência
O Cavalo Amarelo
Noite sem fim
Passageiro para Frankfurt
A mina de ouro e outras histórias

MISTÉRIOS DE HERCULE POIROT

Os Quatro Grandes
O mistério do Trem Azul
A Casa do Penhasco
Treze à mesa
Assassinato no Expresso Oriente
Tragédia em três atos
Morte nas nuvens
Os crimes ABC
Morte na Mesopotâmia
Cartas na mesa
Assassinato no beco
Poirot perde uma cliente
Morte no Nilo
Encontro com a morte
O Natal de Poirot
Cipreste triste
Uma dose mortal
Morte na praia
A mansão Hollow
Os trabalhos de Hércules
Seguindo a correnteza
A morte da sra. McGinty
Depois do funeral
Morte na rua Hickory
A extravagância do morto
Um gato entre os pombos

A aventura do pudim de Natal
A terceira moça
A noite das bruxas
Os elefantes não esquecem
Os primeiros casos de Poirot
Cai o pano
Poirot e o mistério da arca espanhola e outras histórias
Poirot sempre espera e outras histórias

MISTÉRIOS DE MISS MARPLE

Assassinato na casa do pastor
Os treze problemas
Um corpo na biblioteca
A mão misteriosa
Convite para um homicídio
Um passe de mágica
Um punhado de centeio
Testemunha ocular do crime
A maldição do espelho
Mistério no Caribe
Nêmesis
Um crime adormecido
Os últimos casos de Miss Marple

MISTÉRIOS DE TOMMY & TUPPENCE

Sócios no crime
M ou N?
Um pressentimento funesto
Portal do destino

ROMANCES DE MARY WESTMACOTT

Entre dois amores
Retrato inacabado
Ausência na primavera
O conflito
Filha é filha
O fardo

TEATRO

Akhenaton
Testemunha da acusação e outras peças
A ratoeira e outras peças
E não sobrou nenhum e outras peças

MEMÓRIAS

Autobiografia

UMA SÉRIE COM MUITA HISTÓRIA PRA CONTAR

Alexandre, o Grande, *Pierre Briant* | **Budismo,** *Claude B. Levenson* | **Cabala,** *Roland Goetschel* | **Capitalismo,** *Claude Jessua* | **Cérebro,** *Michael O'Shea* | **China moderna,** *Rana Mitter* | **Cleópatra,** *Christian-Georges Schwentzel* | **A crise de 1929,** *Bernard Gazier* | **Cruzadas,** *Cécile Morrisson* | **Dinossauros,** *David Norman* | **Dinossauros,** *David Norman* | **Drogas,** *Leslie Iversen* | **Egito Antigo,** *Sophie Desplancques* | **Escrita chinesa,** *Viviane Alleton* | **Evolução,** *Brian e Deborah Charlesworth* | **Existencialismo,** *Jacques Colette* | **Filosofia pré-socrática,** *Catherine Osborne* | **Geração Beat,** *Claudio Willer* | **Guerra Civil Espanhola,** *Helen Graham* | **Guerra Fria,** *Robert J. McMahon* | **Guerra da Secessão,** *Farid Ameur* | **História da medicina,** *William Bynum* | **História da vida,** *Michael J. Benton* | **Império Romano,** *Patrick Le Roux* | **Impressionismo,** *Dominique Lobstein* | **Islã,** *Paul Balta* | **Jesus,** *Charles Perrot* | **John M. Keynes,** *Bernard Gazier* | **Jung,** *Anthony Stevens* | **Kant,** *Roger Scruton* | **Lincoln,** *Allen C. Guelzo* | **Maquiavel,** *Quentin Skinner* | **Marxismo,** *Henri Lefebvre* | **Memória,** *Jonathan K. Foster* | **Mitologia grega,** *Pierre Grimal* | **Nietzsche,** *Jean Granier* | **Paris: uma história,** *Yvan Combeau* | **Platão,** *Julia Annas* | **Pré-história,** *Chris Gosden* | **Primeira Guerra Mundial,** *Michael Howard* | **Relatividade,** *Russel Stannard* | **Revolução Francesa,** *Frédéric Bluche, Stéphane Rials e Jean Tulard* | **Revolução Russa,** *S. A. Smith* | **Rousseau,** *Robert Wokler* | **Santos Dumont,** *Alcy Cheuiche* | **Sigmund Freud,** *Edson Sousa e Paulo Endo* | **Sócrates,** *Christopher Taylor* | **Teoria quântica,** *John Polkinghorne* | **Tragédias gregas,** *Pascal Thiercy* | **Vinho,** *Jean-François Gautier*

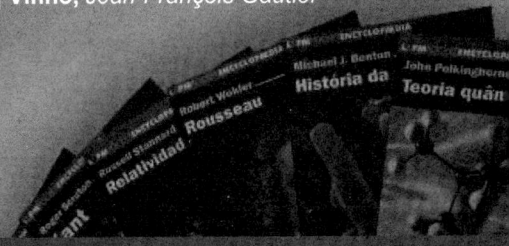

L&PMPOCKET**ENCYCLOPAEDIA**
Conhecimento na medida certa

IMPRESSÃO:

Pallotti
GRÁFICA EDITORA
IMAGEM DE QUALIDADE

Santa Maria - RS - Fone/Fax: (55) 3220.4500
www.pallotti.com.br